NHKためしてガッテン

死なない！生きかた

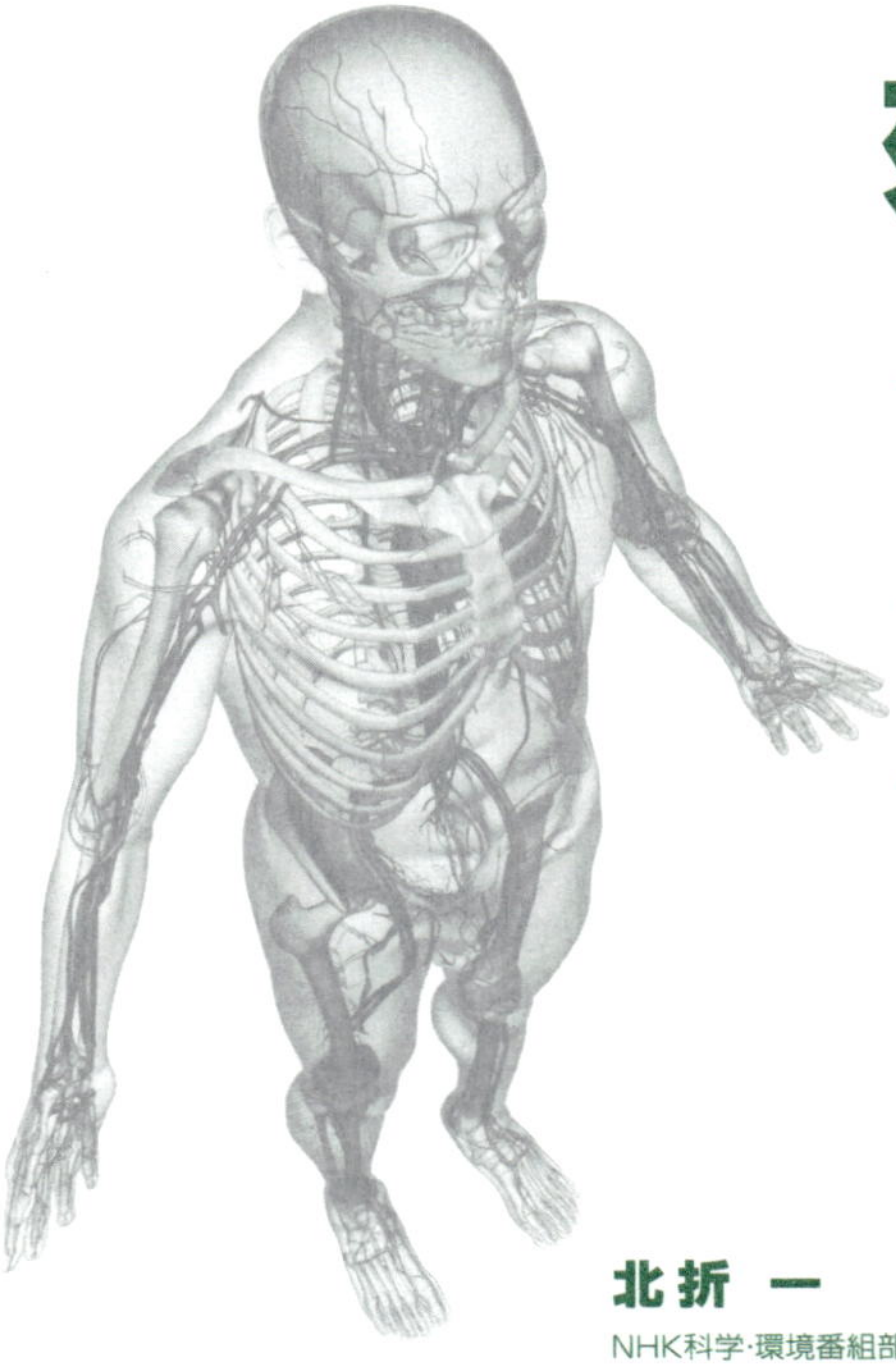

北折 一
NHK科学･環境番組部
専任ディレクター

学校じゃあ教えちゃくれない予防医療

東京書籍

NHKためしてガッテン

死なない！生きかた

学校じゃあ教えちゃくれない予防医療

目次

まえがき

「ためしてガッテン」より10代のみなさんへ

大人は病気のデパートです

もちろんふだんそんなこと考えたりもしないと思いますが、ちょっと想像力をはたらかせてみてください。

みなさんは、将来どんな病気で最期を迎えると思いますか？

なんとなくすべて使いはたして「老衰」で死ぬような気がしている人も多いでしょう。みなさんのお父さんお母さんの世代のわたしですら、そんな気がしているくらいですから。でも残念ながら、老衰で亡くなる人は、日本人の全体のわずか2・5％でしかありません。みなさんのクラスに、1人いるかいないか。3人に1人は「がん」で亡くなり、さらに3人に1人は「心臓病」または「脳卒中」。クラスの半数以上はその3つの病気で亡くなり、残りのほとんどは別の病気などで亡くなります。

元気ざかりのみなさんには想像しにくいでしょうが、この世にはたくさんの病気があります。大人たちは、本当にたくさんの病気にかかっているのです。みなさんからすると「なんで？　なんでなの??」というくらい、いろんな病気にかかっちゃってます。死にいたるようなものではなくても、自由に外を歩きまわれなくなったり、24時間はげしい痛みがおそってきたり、精神的に追いつめられたりする病気も数多くあります。ちなみに、病気やけがを治すために使われているお金は、日本全国合わせると、1日あたり908億円です。毎日、毎日ですよ。

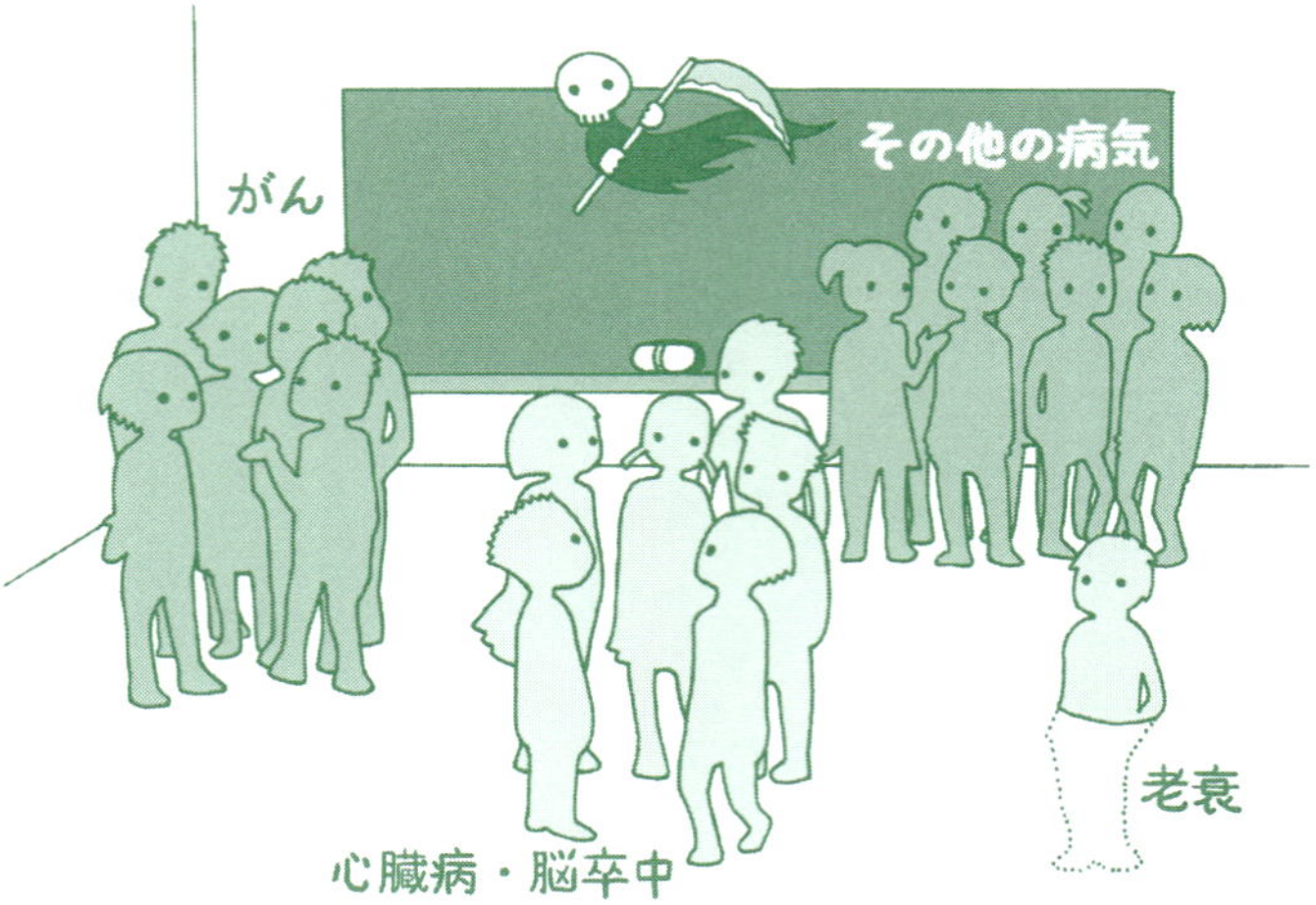

ではここで問題。

Q. そうした病気の患者たちが、共通して思うことは何でしょう？

答えはこれです。「まさか自分がこんなことになるなんて……」。

ほとんど全員がそんな思いにかられるみたいです（みたい、というのは、わたし自身まだ経験していないから）。大の大人なのに涙を流して泣く人も実際たくさんいます。「まさか自分が……」。

ここで重大なお知らせがあります。じつは多くの病気は、いざかかってしまうと治療はむずかしいのですが、かからないようにするのは案外かんたんなのです。なのに大人になると、どういうわけか、病気を避けようとしなくなってしまうのです。だから病気になる。

ではここでまた問題。

Q. それはなぜでしょう？

答えは、「長年生きてきたけど今までかからなかったから」、です。

だからわたしはこの本を書きました。とっても身近で、つらい病気ではあるけれども、避けることもできるとわかっている病気。それなのに大人になると「かかってみるまでわからない」から、かかっちゃう……。どげんかせんといかん!!

「長く生きてきた結果として病気になる」。そこには2つの原因があります。

①内臓などからだの組織が長年の使用に耐えかねて少しずつ悪くなり、故障がでるから。

もちろんそれもありますが、より大きな問題は、

②とりあえずここまで生きてきて大丈夫だったからと、からだに悪い生活をついつい続けちゃうから。

です。

大人の病気は、いったん発症すると治療が困難。だからこそ大事なのは、どう治すかではなく、どうやって避けるか。あたり前っちゃあたり前ですが、病気はかからなければ苦しむことも死ぬことも、つらい治療を受けることもありません。もちろん、お金だってびっくりするほど節約できます。

でもねえ。大人になると、そんなあたり前のことがわからないまま病気になる人が多いのです。若いみなさんなら、いまいった①と②の理由を見れば、ちょっと考えるだけでわかるでしょ。「少々上手に生きとけば、病気にならない」と。

病気のことはかかった人が知ればよい!?

今10代のみなさんが生まれるよりも前からずっと、わたしはNHKで「ためしてガッテン」という番組をつくり続け、たくさんの病気について、人々の誤解をあらため、病気にならない方法や治療法を伝えてきました。暗くなりがちな病気をテーマに、水曜夜8時のゴールデンタイムにトップクラスの視聴率を取り続けるのはかんたんではありません。でも見てもらえなかったら、救える命も救えない。そう思って、ない知恵をしぼりしぼり考えだした「ためしてガッテン」流の「病気のとらえ方」。それを、あらためて若い人に知ってもらいたいと願ってこの本を書きました。

テレビで多くの人に伝える仕事をしてきたからわかったのは、「みんな知らなさすぎだよ」ってこと。そういえば、学校ではほっっっっとんど教えてもらってないですもんねえ、大人の病気のこと。人生をよりよく生きるための基礎を学ぶ場であるはずなのに。これっておかしくないですか？ 病気になると、治療で大変な思いをするばかりか、せっかく就いた仕事を続けられなくなったりします。

はたらけないってことはお金ももらえない。でも治療費はかかる……。大きな病院に行けば、すぐにわかります。それっぽい大人が山ほどいることが。なのに！　教えてもらってないなんて、ねえ……。なのに学校では教えてもらえないなんて、ねえ……。

「ためしてガッテン」の制作を15年以上も続けてきて、みなさんにいちばんに伝えたいこと。それは、ひと言で言えば、こうです。「人間のからだって、よーできとる！」それさえわかれば、よーできとるからだのしくみをこわさないように生きる、そういう生活が、今からスタートできちゃうはずです。

若いみなさん。ぜひ今のうちに見抜いてください、「病気の本質」を。「こういう病気なんだ」ということがあらかじめわかっていれば、避けることもできるし、いざかかってしまっても早期の治療で軽くすませることもできるでしょう。まだ柔軟な頭で「把握」し、あなたが失いたくない大切な「大人たち」にも、ぜひぜひ教えてあげてください。

北折　一

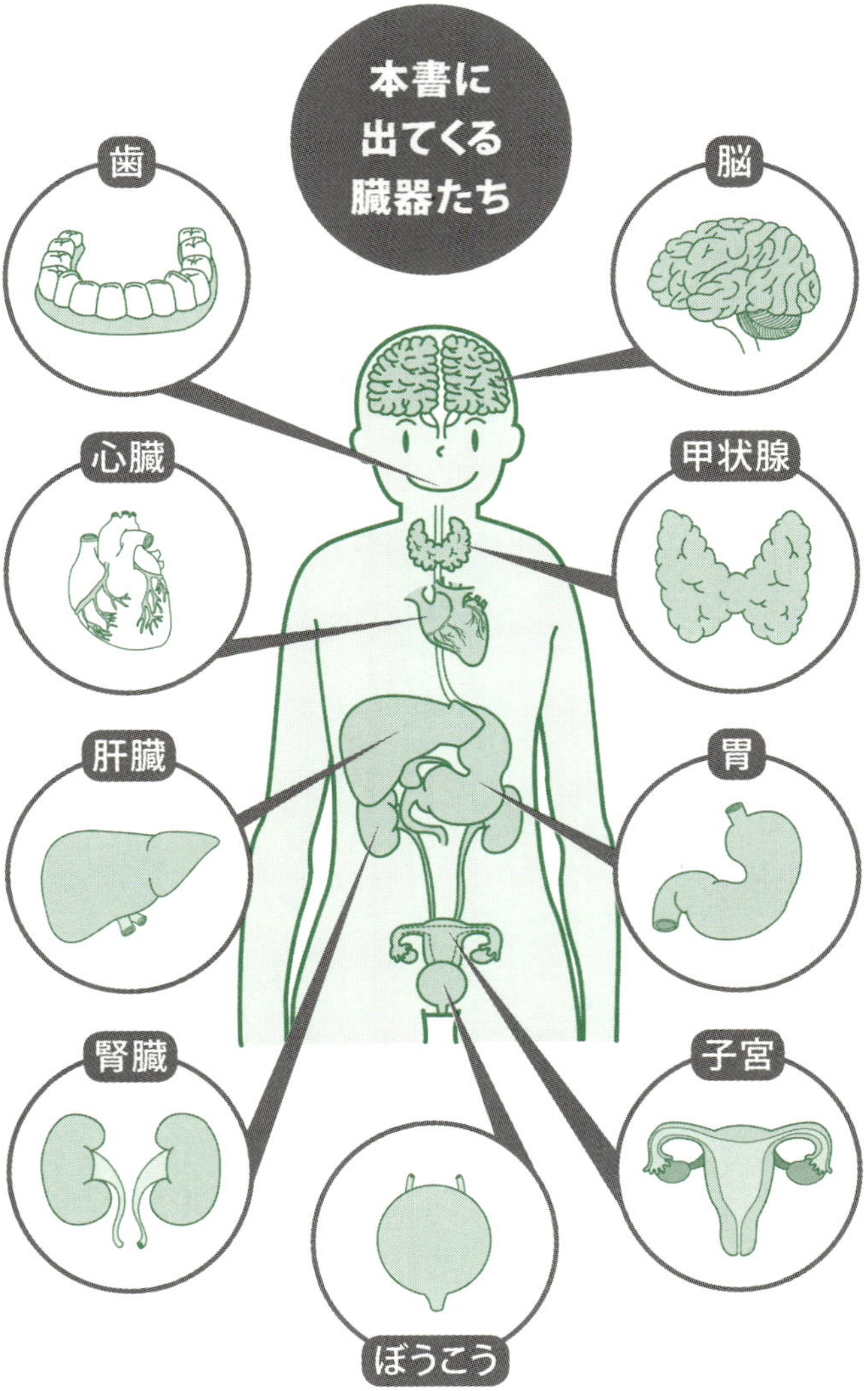
本書に
出てくる
臓器たち
歯
脳
心臓
甲状腺
肝臓
胃
腎臓
子宮
ぼうこう

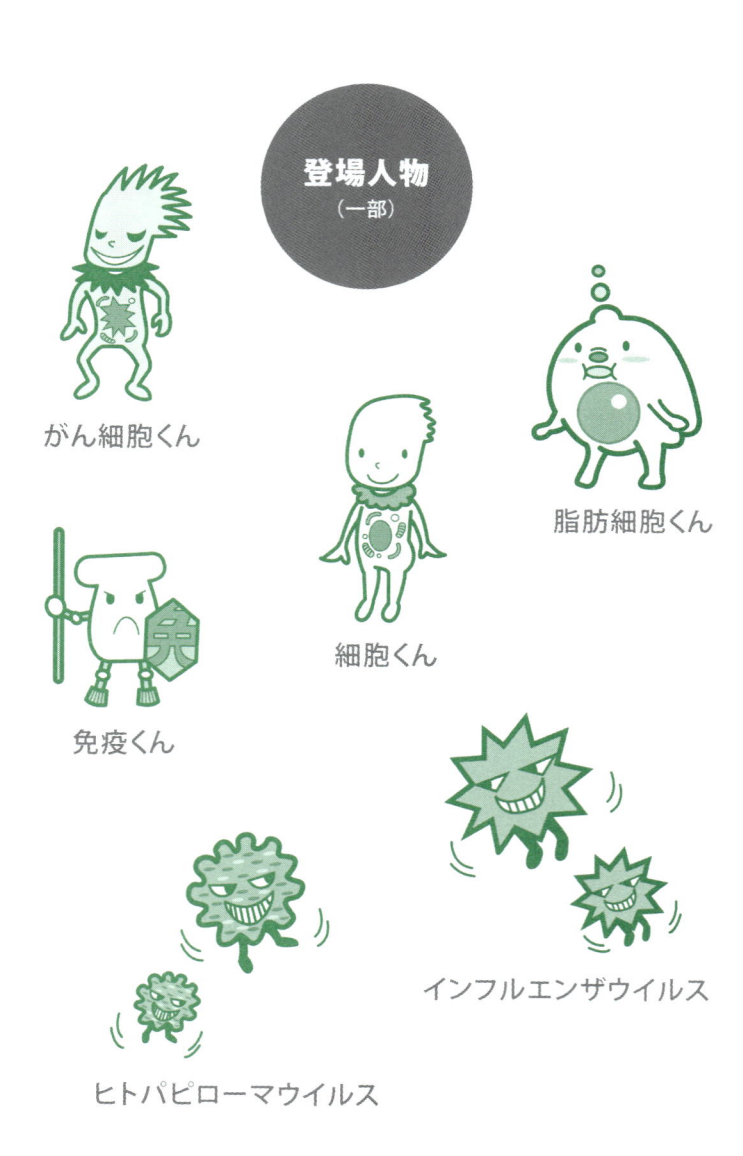

登場人物
（一部）

がん細胞くん

脂肪細胞くん

細胞くん

免疫くん

インフルエンザウイルス

ヒトパピローマウイルス

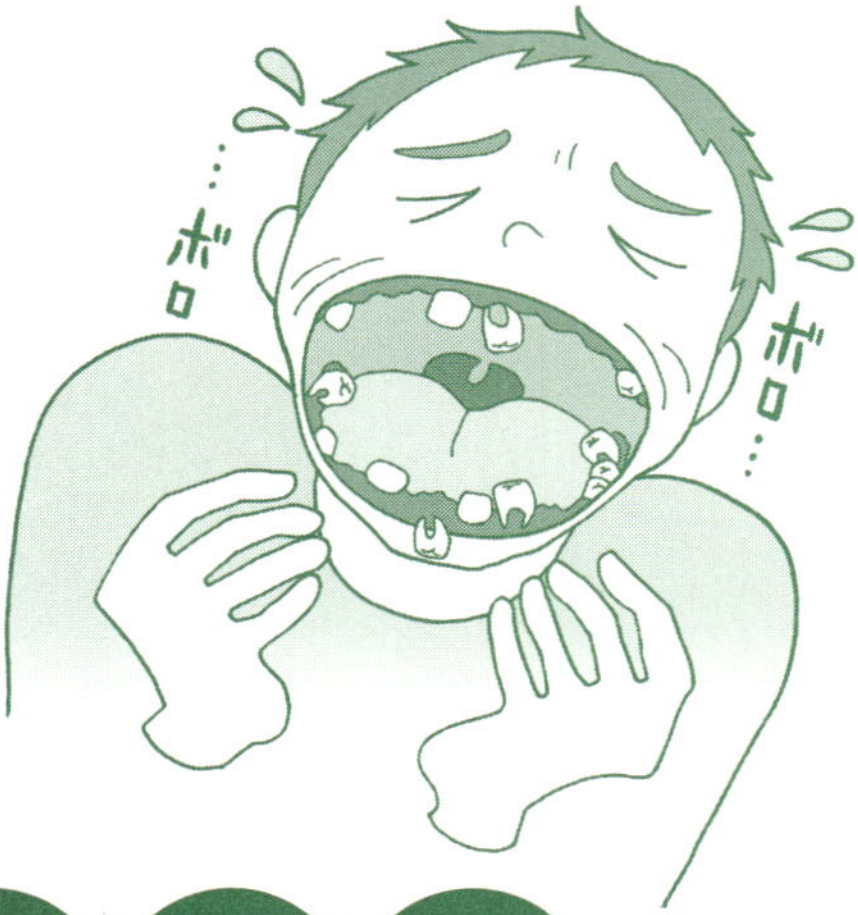

歯周病

むし歯でもない歯が抜けおちるのは、なぜだ!?

推定患者数……6,002,000人
病気になりやすい年代……
30歳以上の80%がかかっているといわれる

問題

1 古代中国の『魏志倭人伝』にものっている日本人の歯の特徴とは？

- □ 金の入れ歯
- □ 歯がまっ黒
- □ むし歯が多い
- □ 歯が丈夫

2 若いころから入れ歯をしていて、その具合が悪いためにふくれっ面が多かったという人物は？

- □ 初代米大統領　ジョージ･ワシントン
- □ 発明王 トーマス･エジソン
- □ ホームラン王　ベーブ･ルース
- □ 自動車王　ヘンリー･フォード

3 アメリカコロラド州のスプリングスで、あるものにフッ素がふくまれていたために、フッ素がむし歯予防に効果があるということが発見された。フッ素がふくまれていたものとは？

- □ 牛乳
- □ 岩塩
- □ 飲料水
- □ 薬草

なぜ歯が抜ける？

「歯周病予防には歯みがきがいちばん‼」

これはまぎれもない事実です。でも、だからこそ「ためしてガッテン」では、歯周病対策の番組をつくるのはとてもむずかしかった。だってこんな「あたり前でありきたりな結論」の番組なんて、おもしろくなさそうですもんね。

じゃあどんな演出をくわえて「歯周病」の番組をつくったか……そんな話もまじえながら、この病気の本質をお伝えしますね。

丘の上に建つ家ががけ崩《くず》れでくずれおちるシーンを、思いうかべてください。どんなに頑丈で立派な家であっても、土台がくずれてしまえば、まさに台無し。「歯」もまったく同じです。それをわかっていただくために、ガッテンではあえて、番組冒頭のシーンに家がくずれおちる映像を流しました。

大人の永久歯は、親しらずをふくめて上の歯と下の歯で合計32本あります。それでは、日本の80歳の人に残っている歯の本数は、何本くらいだと思いますか？
答えはたったの8本。抜けてしまった歯のうち、半分近くはむし歯が原因です。むし歯がすすんで、抜かざるを得なかったのです。では、残りの半分は？

むし歯ではないのですから、**歯そのものには問題や原因はありません。**じゃあ、どうして問題のない歯が抜けおちてしまうの？　なぜなの？　その謎《なぞ》解きが、今回のテーマです。

答え

1 歯が真っ黒

「倭人の女は歯を黒くぬっていた」ということが『魏志倭人伝』に残っており、「お歯黒」が根づいていたことがうかがえる。「お歯黒」は江戸時代には既婚者のしるしであった。美人の証《あかし》だったのかもしれない。

2 初代米大統領 ジョージ・ワシントン

ワシントンは28歳から入れ歯で苦しんだ。かみ合わせが悪く、ふくみ綿をしていたせいで、何かが気に入らないようなふくれっ面をしていたという。

3 飲料水

コロラド州スプリングスの住人たちの歯が褐色に染まっており、むし歯の発生率が低かったことから、飲料水にふくまれているフッ素がむし歯予防に効果的だとわかった。現在では、水道水にフッ素を添加している国もある。

歯ぐきの病気？骨の病気？

みなさんが歯をみがくのは、なぜですか？

むし歯になるのがこわいから？　たしかにむし歯は痛いですもんね。ほかにも、口臭予防のためという人もいるでしょうが、ただなんとなく日課だからという人も多いでしょう。

でも、じつは歯みがきはもっと重大な病気の予防に、必要不可欠。

それがこわいこわい「歯周病」なのです。

歯の周りの病気、という字から想像して、歯ぐきがはれる、歯ぐきから血が出るなど、歯ぐきのピンクの部分の病気が歯周病だと思っている人が多いと思いますが、あまい、あまい。

歯ぐきのはれや出血は、歯周病の初期段階の症状であって、歯周病のほんとう

歯周病

のこわさはもっともっと深いところ、「骨」にあるのです。歯みがきをサボったりすることが原因で、歯周病が進行すると、なんと最終的には歯を支えている骨が溶けちゃうんですよ。だから、歯が抜けおちる。どんなに丈夫できれいな歯であっても、家と同じで、土台がくずれてしまっては、もう二度と元にはもどらないのです。まさか歯みがきをサボったくらいでそんなことになるなんて……と、おどろいていただくことからスタートするために、家がくずれる映像は、わざわざ海外から取りよせたものを使いました。

歯周病チェック

ここで簡単な歯周病チェックをしてみましょう。
あなたはいくつあてはまりますか？

①　歯ぐきがはれる
②　歯みがきすると歯ぐきから血が出る
③　朝起きると口の中がネバネバする
④　歯がぐらつく
⑤　冷たいものがしみる
⑥　口臭が気になる
⑦　歯が長く見えるようになった
⑧　歯並びが変わった

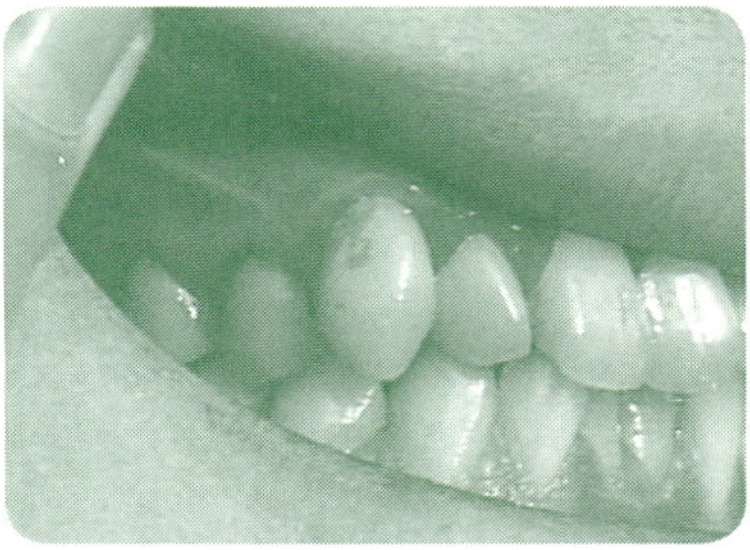

どうでしたか。じつはどれか1つだけでもあてはまれば、歯周病にかかっている可能性が「大」です。え！　そんな……。だれでも1つくらいはあてはまりそうですよね。それもそのはず日本人では、20歳以上では6割、40歳以上では9割の人が歯周病にかかっているのです。通学の途中で見かける人や、学校の先生方もかなりの人が歯周病患者なのです。もちろん、みなさん自身も歯周病の危険性は高いのです。10代でも4割はかかっているとされるのですから。

へびにそそのかされて……

それほどまでに患者が多い理由は、「みがいているつもりでも「みがけていない」」人が多いからです。だからといって、いきなり、正しいみがき方はこうです、なんて説明されても、やっぱりおもしろくないですよね。そこで、ガッテンでは「謎《なぞ》の歯抜け事件」の犯人を探すミステリー仕立てで番組をつくりました。

では、むし歯でもないのに歯が抜ける

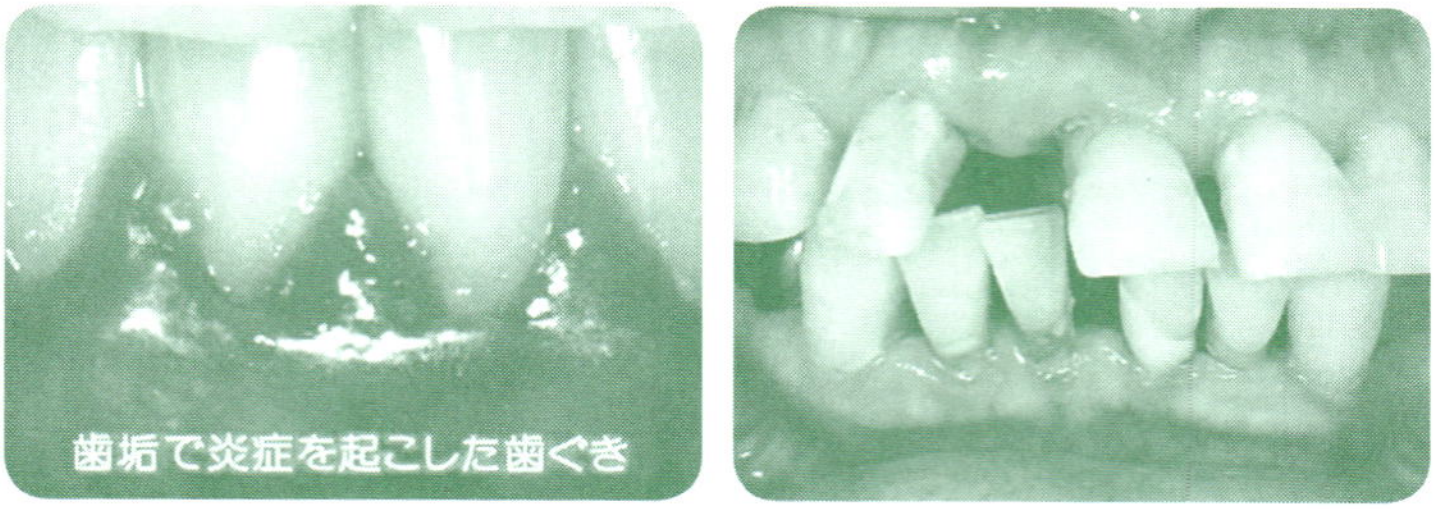

よくみがいているつもりでも……。

「謎」を解き明かしていきましょう。

歯みがきの目的は「歯垢《しこう》」、つまり歯の垢《あか》をおとすこと。この歯垢の正体とは何でしょうか？　食べカスだと思われがちですが、正体は「細菌」です。口の中には、**おどろくほどたくさんの種類と数の菌たち**がすんでいます（むし歯菌として知られるミュータンス菌もその１つ）。じつは歯周病は、この細菌たちのほかに、ある意外なものが加わって起きている病気なのです。

さあ、ここからいよいよ真犯人をつきとめますよ～。

歯抜け現場周辺には、３人の容疑者がいました。

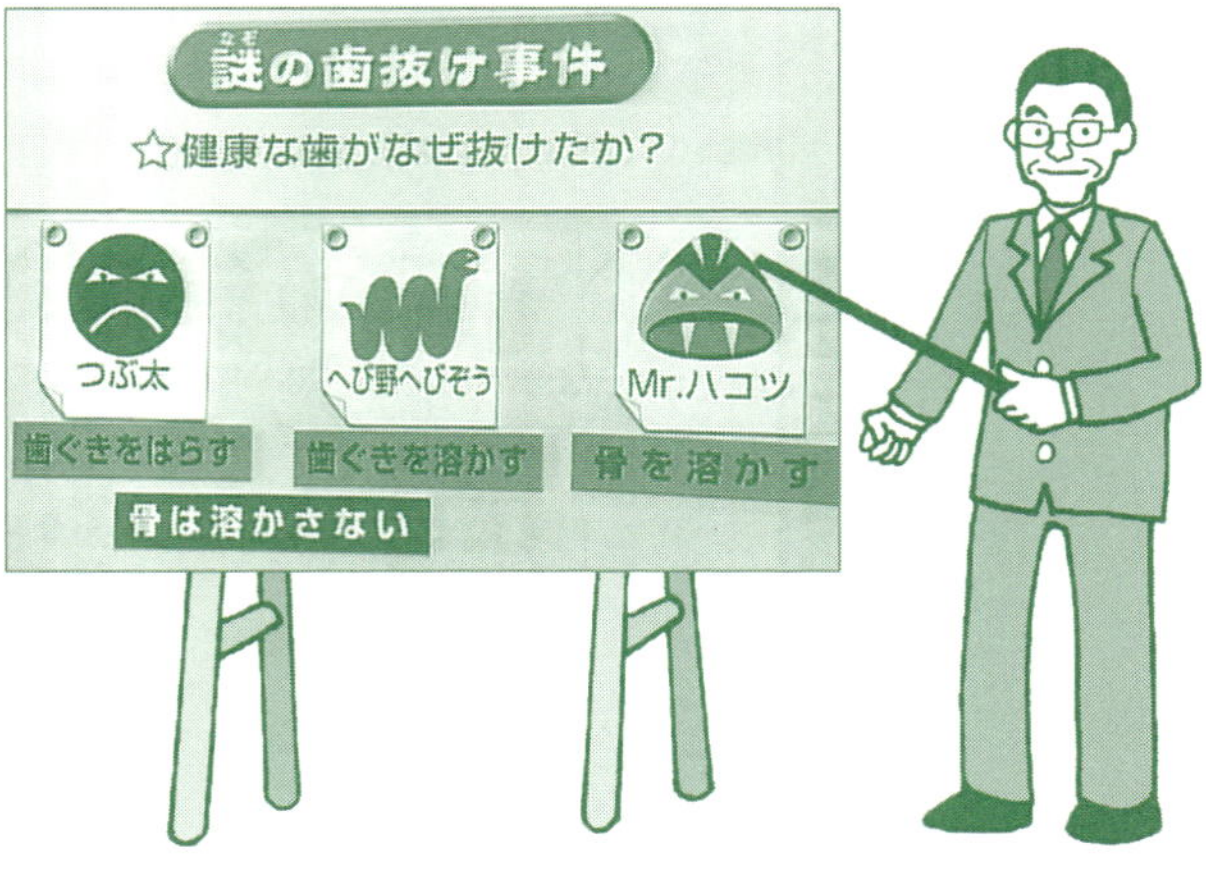
謎《なぞ》の歯抜け事件
☆健康な歯がなぜ抜けたか？
つぶ太
へび野へびぞう
Mr.ハコツ
歯ぐきをはらす
歯ぐきを溶かす
骨を溶かす
骨は溶かさない

まずはじめに登場するのが、「つぶ太」。歯と歯ぐきの間についた歯垢を顕微《けんび》鏡《きょう》で調べたときに、つぶつぶにみえることから、この細菌を番組では「つぶ太」と名づけました。このつぶ太が歯ぐきにくっついて炎症を引き起こします。炎症が起きると歯ぐきがはれあがり、歯と歯ぐきの間にすき間ができます。すると、こんどは第2の細菌が悪さをします。この細菌を番組では「へび野へびぞう」と名づけました。へびのように、細長くてにょろにょろした細菌だからです。このへびぞうが、つぶ太のつくったすき間に入りこみます。この細菌は、酸素がきらいで、酸素が少なければ少ないほど活発になって繁殖していく性質。酸素の少ない歯と歯ぐきのすき間に入りこんでは、もっと深いところ、もっと深いところを目指して、毒をはき出して歯ぐきを溶かし、穴を深くしていくのです。この穴が、「歯周ポケット」です。

ここまでの症状が、歯周病の初期段階の「歯肉炎」。ちなみに「歯槽膿漏《しそうのうろう》」というのはこの歯肉炎の一症状です。

たしかに歯ぐきから出血したり、化膿《かのう》したり、というのは困った症状ですが、それで抜けちゃったりするなんて、まだ解《げ》せない感じ……ですよね。

なんと、あの病気と同じしくみ

歯が抜けるのは土台の骨が溶けるから。みなさん、骨が溶ける症状と聞いて、何やら思い出す病気はありませんか。そうです。「骨粗《こつそ》しょう症」です。

人のからだの骨は、つねに新しく再生されています。古くなった骨は「破骨《はこつ》細胞」が溶かし、「骨芽《こつが》細胞」がそこに新しい骨をおぎなうことで、つねに健康な骨をつくっています。この2つの細胞がバランスよくはたらくことで、骨は正しく再生されます。ところが、この破骨細胞が暴走してしまい、どんどん骨を溶かしてしまえば、骨芽細胞による骨の再生が間に合わなくなって、骨がスカスカになっていきます。この状態が、「骨粗しょう症」です。

じつは歯抜け事件の現場でもこの破骨細胞が活動していたため、番組では「Mr.ハコツ」と名づけました。3人目の容疑者です……という話の流れからすると、どう考えても「Mr.ハコツが真犯人」ということで一件落着ってことになりそうですが、話はここで終わりじゃありません。Mr.ハコツは、たしかに歯ぐきの骨を溶かして、歯が抜ける直接的な原因をつくった「実行犯」ではあります。でも、彼は自分の任務を忠実にこなそうとしていただけの、きまじめな性質。ただ、大好物があって、それにふれるとがぜん元気になって、ついつい骨をどんどん溶かしてしまうのです。その大好物こそが、へびぞうが出す、歯ぐきを溶かす毒。歯肉炎が進行して、歯周ポケットが深くなってきて、へびぞうが出す毒が骨の近辺までとどいてくると、元気に

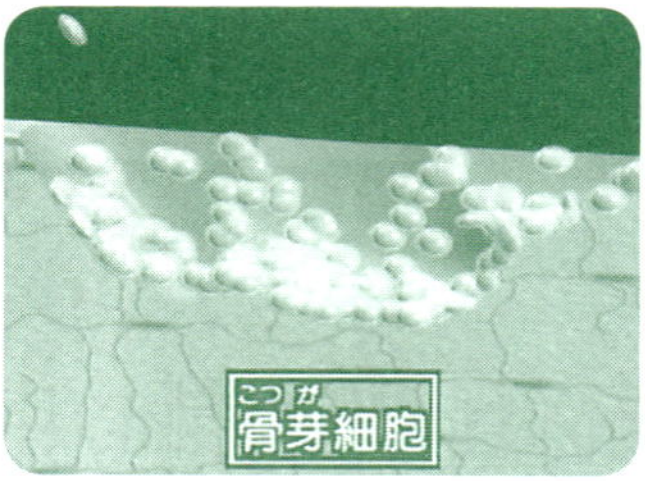

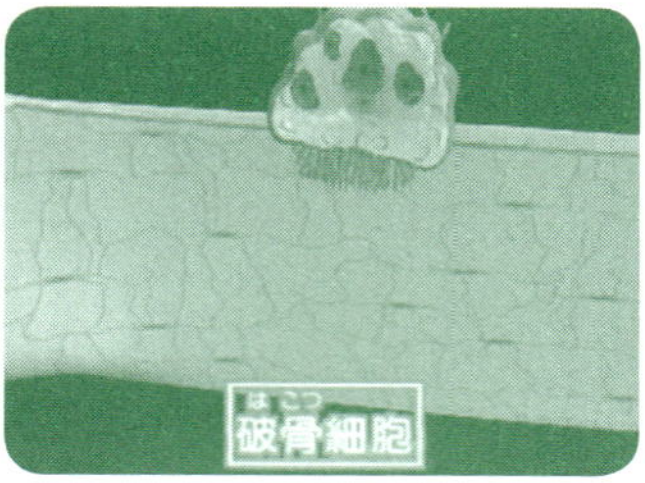

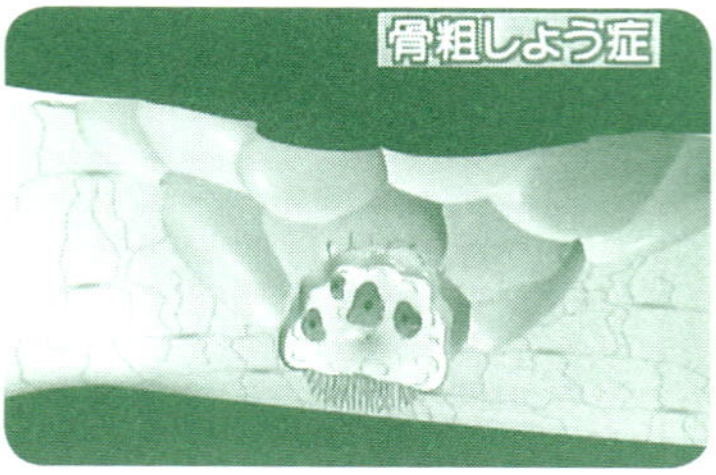

なったMr.ハコツが、歯を支えている骨を溶かしてしまうのです。ということは、やっぱり真犯人は、いかにも悪そうな名前のへび野へびぞう！　……でもありません。空気のきらいなへびぞうは、もともと外の世界に近い歯の周りにはすめない、ただの日陰者《ひかげもの》。それが歯を溶かすMr.ハコツをそそのかすなんて大それたことをしでかしちゃったのは、そこにたまたま歯周ポケットがあったために、大増殖できちゃったから。つまり、つぶ太が歯ぐきをはれさせて、ポケットのもとさえつくらなければ、何事も起こらず、歯が抜けるなんてことにはならなかったのです。

というわけで、真犯人は、つぶ太。たんなる歯のよごれでしかないと思っていたら、「悪のアジト建設」という、とんでもないことをして、歯抜け事件の一部始終の糸を引いていたのです。ワルの中でもいかにも小粒なくせに、極悪人だったわけです。これにて、ようやく一件落着〜!!

……いかがでしょう？　つぶ太をしっかり取りのぞきたい気持ちになっていただけましたか？　番組では、こんな謎《なぞ》解きストーリーをご用意することで、夜8時のゴールデンタイムに、子どもからお年寄りまで、楽しんでいただきながら、

「よく歯をみがきましょう」とはいわずに、つぶ太の取りのぞき方をお伝えしました。

実際、歯医者さんのチェックを受けたりしながら、歯垢《しこう》をちゃんとおとす歯みがきを続けると、歯周ポケットはどんどん浅くなり、へびぞうが激減することが確認されています。ところどころ歯の抜けてしまった自分の顔を想像しながら、つぶ太退治を励行してくださいね。

意外!! 心筋こうそく、糖尿病とも関係

じつは、問題は歯だけではありません。最近の研究では、歯周病をめぐって、おどろくべき報告がなされています。

心筋こうそくで亡くなった人の心臓の血管を調べたところ、歯周病の菌がいた

のです。歯ぐきが細菌におかされ、歯周ポケットがどんどん深くなっていき、出血するようになることで歯周病菌が血液の中に侵入したと考えられます。また、歯周病菌が出す毒素で血栓ができやすくなることも確認されています。つまり、歯周病をほうっておくと、心筋こうそくにもなりかねない、ということだったのりするのです。

また、糖尿病との深い関連も、複数報告があります。糖尿病の人は歯周病を悪化させやすく、また逆に、歯周病の人は糖尿病を悪化させやすいという、まさに相互に悪影響をおよぼす関係が伝えられています。血糖値が高い状態ではさまざまな感染症にかかりやすくなり、歯周病菌も増殖しやすいことや、歯周病菌によって、血糖値を下げてくれるインスリンを阻害する物質がふえることなどが考えられています。

歯周病の妊婦さんに、低体重児がみられる、という報告もあります。歯周病菌は、お母さんの血液を通しておなかの赤ちゃんにも影響をあたえているかもしれないのです。ちなみに、多くの人が気にする口臭のもとになるのは、つぶ太のせいでふえちゃうへびぞうの仲間が出す臭気成分。つぶ太、おそるべし。

どこまでもおそろしいつぶ太

近年のがん治療では、事前に歯科医師がむし歯や歯周病の治療をすすめる病院がふえているという記事もありました。抗がん剤や放射線治療を受けると、口の中の細菌による術後感染症などが発症しやすくなるので、そのリスクをへらすことを目的としているということです。

菌による悪さ以前の問題として、**歯が抜けちゃうと、「よくかめない」**ですよね。これ、けっこう重大。かむことは、じつは消化器系の内臓のはたらきをうながす役割もあるのです。かめなければ、内臓機能が低下し、栄養状態が悪くなることで衰弱がすすみます。また、よくかめないと、「飲みこみ障害」による肺炎がふえることもわかってきています。

こうしたいろいろな最近の報告を考えてみても、歯周病が全身の病気にかかわっていることがわかります。が、いずれもつぶ太さえいなければ悪化は防げるってことでもあります。つぶ太退治は、まさに全身の健康を守ることなんですね。

効果的に歯垢《しこう》をおとすコツは、歯ブラシを歯に強くあてないこと、そして、こまかく横にブラッシングすること。一本一本の歯を意識して、しっかり長い時間みがくことが大事です。でも、長く歯みがきすると、オエッとなっちゃうとか、長い時間洗面台の前に立っているのは苦痛だとか、ありますよね。そこでおすすめなのは、歯みがき剤をつけないでするブラッシングです。テレビを見ながらとか、新聞を読みながらとか、これなら楽チン！　その後、歯みがき剤を少量つけて仕上げみがきをしてください。これで、かなりきれいに歯垢がおちるはずです。「デンタルフロス」や「歯間ブラシ」も、状況に応じてうまく使ってください。

最後に、歯周病をすすめてしまう、大きなリスク要因をお知らせしておきます。それは、喫煙。よ～く観察してみてください。タバコをたくさん吸ってるおじさんには、歯が抜けている人がけっこう多いことが、きっとわかると思いますよ。

ガッテン

病状訓

一、むし歯とちがい、痛みがないのが「救い」だと思ったら大まちがい。歯は口ほどにものをいう。予兆を見逃すな。

一、歯が長くなってきたら、すでに骨が溶けはじめている。抜けはじめたら次々と抜けるものと心得るべし。

一、口は人体をつくるすべての材料やエネルギーの入り口。歯抜けは間抜け面《づら》になるだけでなく、全身の病のもとになると心得るべし。

予防ノート

●最大の予防策は「歯みがきの名人」になること。将来の健康だけでなく、現在の生き生きした生活に直接つながる。

●とっておきの秘策は、「歯医者さんに親しむ」こと。「むし歯がしみる」など困ったときだけ出かけるようじゃもったいない。「困った歯にしないための専門家」なのだから。熱心に歯みがき指導してくれたり、歯ぐきの溶け具合を教えてくれるところも急増中。

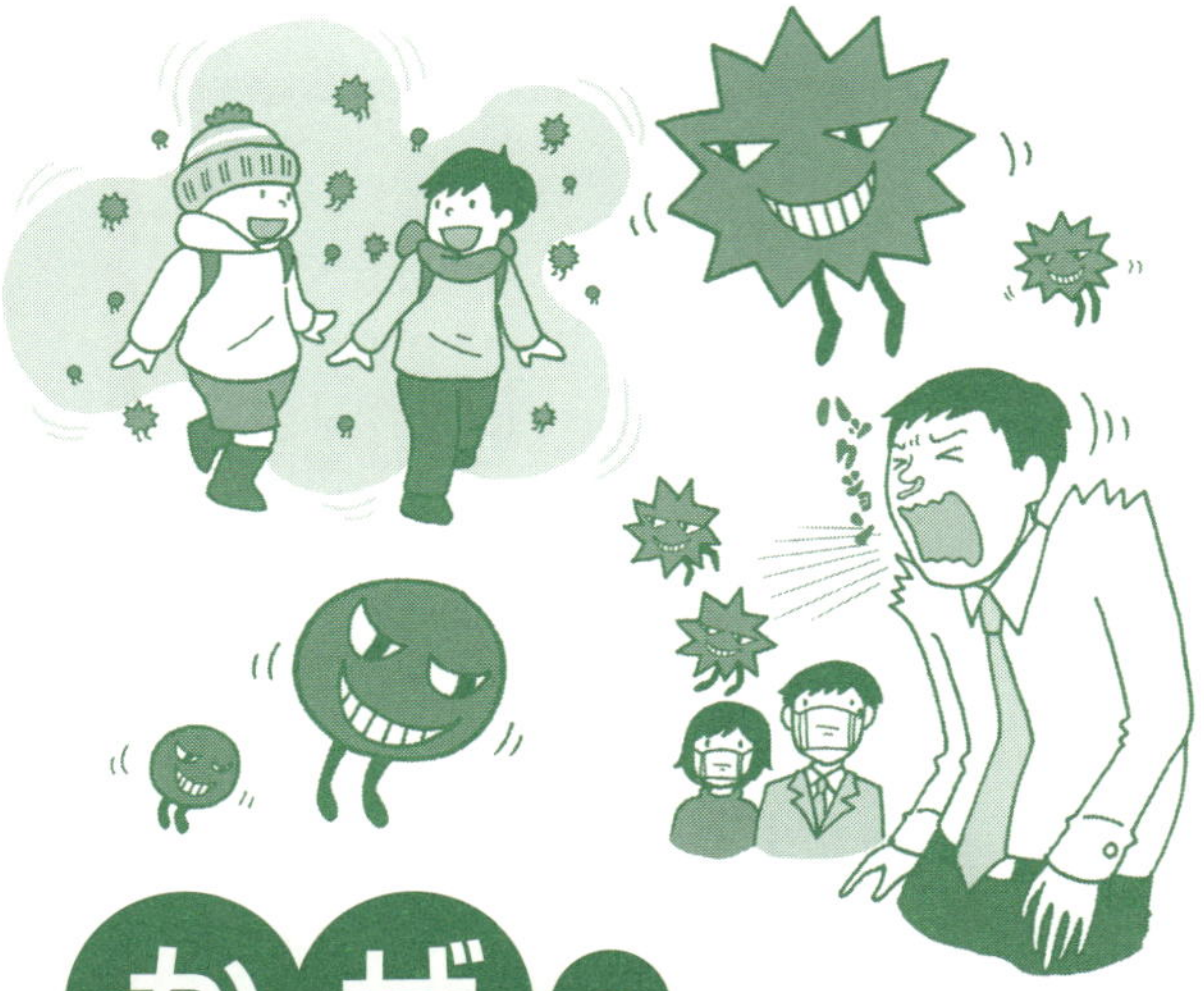

かぜ・インフルエンザ

菌をやっつけても治らないなんて……なぜだ⁉

推定患者数……131,972人（かぜ患者数はのぞく、インフルエンザのみ）
死亡数……115,589人（肺炎もふくむ）
病気になりやすい年代……特になし
病気の期間……約1～7日間の潜伏期間がある

問題

1 何度以上の熱が出たら、
インフルエンザと診断されるか?

2 インフルエンザの診断を正しくおこなうには
発症からどれくらいの時間が必要か?

抗生物質では、かぜは治らない!?

外部からの異生物による病気の代表格が、かぜ・インフルエンザですね。イメージとしては、増殖した病原菌の出す毒にやられまくって症状が出る感じだと思うかもしれませんが、まったくちがいます。じつはかぜって、しょっちゅうかかるわりには、思いちがいがとても多い病気なのです。

ここでいきなりですが、問題。「かぜの薬としては、抗生物質が効く……?」

○か×か!?

抗生物質といえば、生きた菌と闘う（抗する）物質。つまり、病原菌をやっつける薬なんだから、そりゃ効くでしょ。と思いがちですが、まずめったなことでは効きゃあしません。それはかぜの原因が病原菌ではないからです。じゃ何か、といえば、ウイルス。新型インフルエンザがさんざん報道されて、「ウイルス」という言葉はすごーく身近になったけど、なんかごっちゃにしてるでしょ、「菌」

と「ウイルス」を。菌が単細胞生物なのに対し、ウイルスはそれよりもはるかに小っちゃな、電子顕微鏡《けんびきょう》でしか見えないような病原体です[※1]。抗生物質は生きてる菌をやっつけますが、ウイルスには全然何もしてくれないのです。

それどころか、ふつうのかぜをひいたときに飲んでばかりいると、**とんでもないことが起きかねません。**肺炎の流行をまねくおそれがあるのです。「耐性菌」というものができちゃうから。殺虫剤が効かなくなった害虫や、駆除剤を食べて

答え

1 決まっていない

高熱が出ない場合でもインフルエンザと診断されることがある。

診断キットが普及し、高熱が出ないインフルエンザがあることがわかってきた。日本臨床内科医会の調べによると、38度を超える高熱が出なくてもインフルエンザと診断された人は、成人では2割、高齢者では5割近くにものぼる。はっきりとしたメカニズムはわかっていないが、高齢者の場合、反応力が弱まり発熱する力が残っておらず、高熱が出にくいとも考えられている。

2 発症から6時間以上

発症から6時間以上経過しないと、正しい検査結果が出ないことがある。少し様子を見てから検査を受けるほうが確実。

も平気なネズミがふえたという話を聞いたことがある人も多いでしょうが、あれと同じで、抗生物質をひんぱんに飲んでいると、体内に侵入してきた肺炎球菌などの病原菌の中には、「薬があっても生きのびる性質」をゲットしちゃうやつらが生まれてしまうのです。最近では、かぜで病院にかかっても抗生物質を出さないところが多くなってはいますが、気をつけといてください※2。

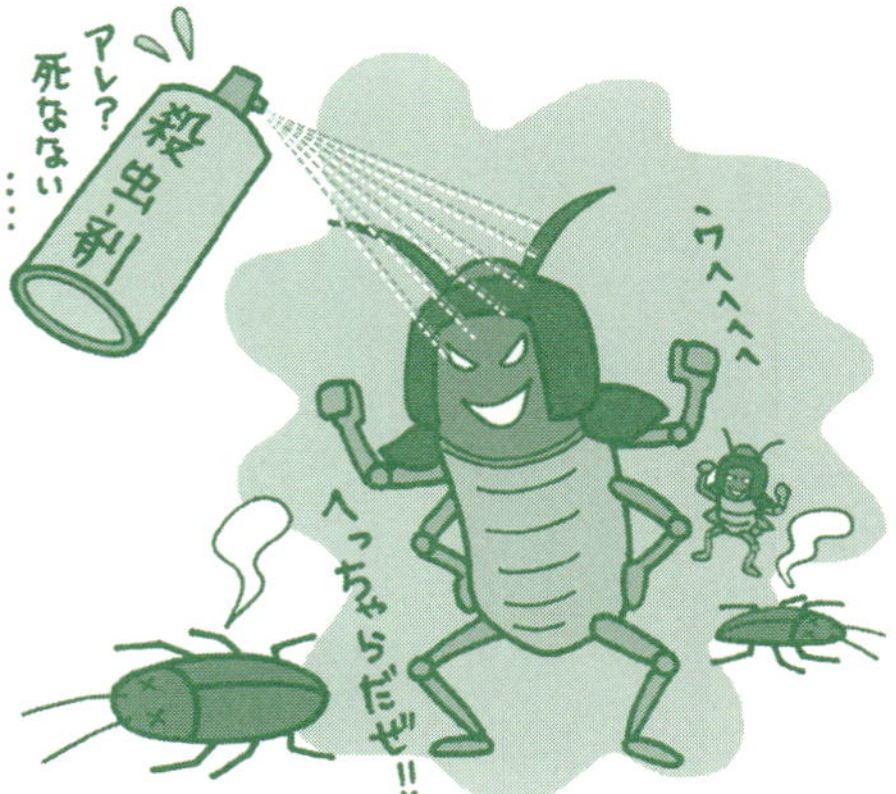
アレ？
死なない…
殺虫剤
ウヘヘヘヘ
へっちゃらだぜ!!

※1 ウイルスが「生物」なのかどうかは、意見がわかれています。そういえば生物の定義ってなんでしたっけ？　おもしろいから調べてみてください。

※2 かぜの中には、まれに菌によって引き起こされるものもあります。その場合にかぎっては抗生物質が有効です。ただし！　菌のせいかウイルスのせいか調べられることはまずありません。

高熱の原因は、自分を守るため

さて。さきほど、菌の毒にやられまくるイメージはまちがいといいましたが、それはどういうことか。感染症の中には、たしかにそうやって症状の出る病気もあるのですが、かぜやインフルエンザなど多くの場合は、じつはやられてるんじゃなくって、人間側の都合で症状が起きています。くしゃみ、鼻水、鼻づまりは、これ以上の外敵の侵入を防ぎ、なんとか追い出そうとしている反応でしかありません。のどがいがらっぽくなり、せきが出るのも、そう。熱が上がっちゃうのは、免疫が闘うときに、温度が高いほうが活発にはたらけるから、自ら体温を上げているのです。敵をやっつけるためだから、とにかくもう、必死で。あまりにも高熱が続くと、そのせいで脳などに悪影響が出て、後遺症が残る可能性もありますが、そんなのかまっちゃいられない。敵にからだを占領されたら死んじゃうかもしれないんだから、少々後遺症が残ろうが苦しかろうが、どーでもいい……なーんて感じで。

たとえばある国に別の国の悪者たちが侵略しようとやってきたところを想像してください。防衛軍がかけつけて、いろんな兵器を使ってドンパチやりまくって……。結果、敵はしりぞけられるかもしれませんが、戦場となったその土地は、そして住民は、めちゃくちゃなことになっちゃいますよね。外敵の侵入に対しては、そこまでするのが人間の免疫力なのです。（まあ、だからこそ人類はこれまで絶滅することなく来ているともいえるのですが。）

ちなみに菌にしてもウイルスにしても、決して人間をいためつけようと思って侵入しているわけではありません（ご

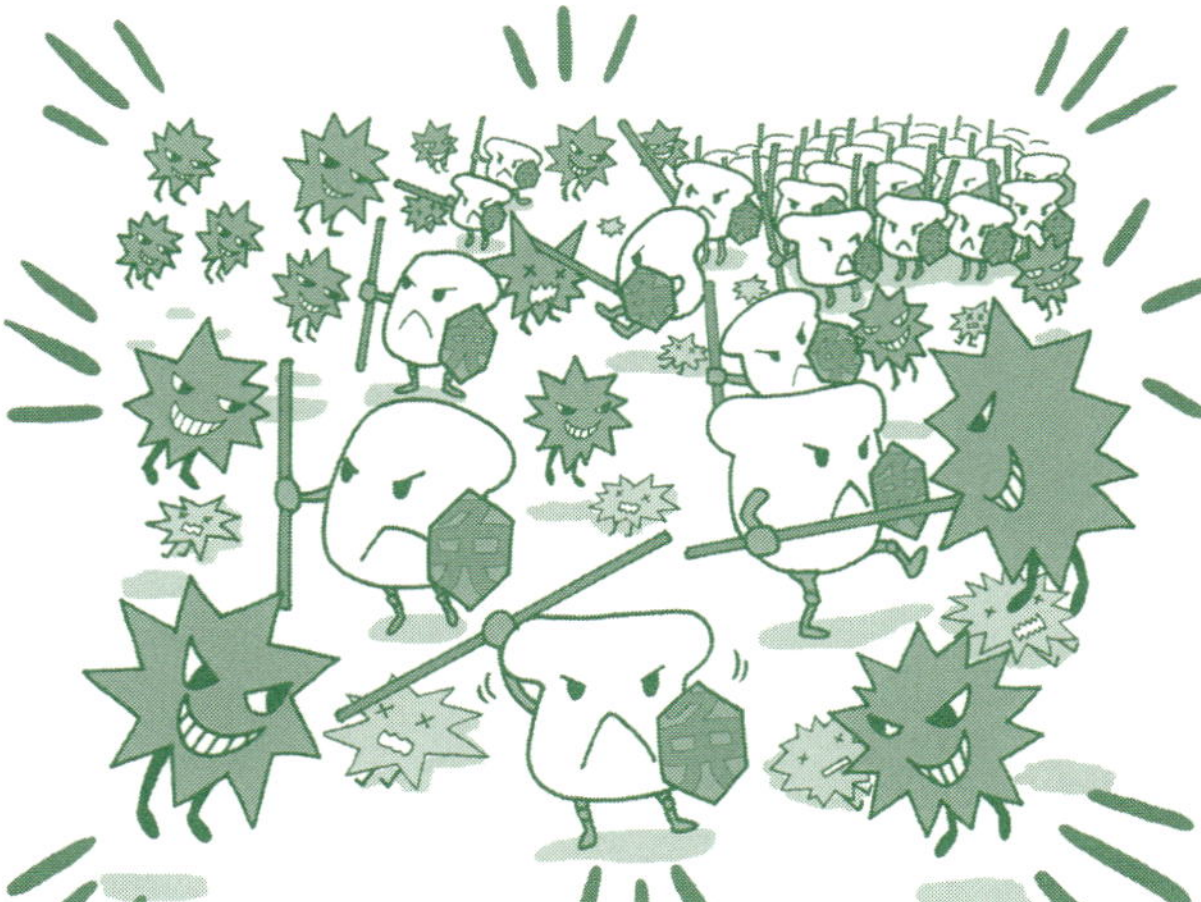

本人たちには確認してませんが、きっと)。たんに子孫繁栄だけを願って、人間のからだをすみ家にしたいだけです(きっと)。それに対するからだの防御反応が、そうまでこわいくらいのものだとしたら、つらい症状をおさえるには、この防御反応を避けるしかありません。どうしたらよいのか。そう、とりあえず侵入されないようにするのが、どう考えてもいちばんの方法ですよね。でも、そこにも思いちがいがあったりします。

ではまた問題。「かぜの予防には〇〇〇が効果が高い」。さて何でしょう?

かぜ予防の常識? うがい・マスクの効果は……

昔から、かぜの予防には「うがい」がいちばんだと教えられてきましたよね。これはもう、常識中の常識……、といいたいところですが、これがまた残念なことに非常識。そうです、「うがい」はかぜの予防には、まず役立たないのです。

では、その秘密をお話ししましょう。ここで、もう1つ質問。アメリカで、かぜをひいた人と健康な人の行動によってかぜの感染率がどのように変わるかという実験がおこなわれました。次の3つの状況で、かぜが感染する率はそれぞれどれくらいだと思いますか？

①かぜをひいた人と同じテーブルに座り、15分間歌ったり話したりする。

②かぜをひいた人のさわったコップにさわる。

③かぜをひいた人と金網で区切られただけの同じ部屋で3日間生活する。

どれもこれもかぜがうつりそうですよねぇ。ところが……。①は8パーセント、②は50パーセント、③は0パーセントなんです。これまた、意外な結果が出ましたね。

この実験からわかることを整理しましょう。①で感染するのは、ついつい飛んでしまう、ごく小さなだ液の粒子（飛沫《ひまつ》）にウイルスがふくまれるから。これを飛沫感染といいます。もちろん、せきやくしゃみを直接あびれば、もっと高率でうつります。意外なのは②ですよね。このコップで水を飲んだりすれば、そりゃうつるでしょうけど、さわったくらいでなぜうつるのか？

それは、人間知らず知らずのうちにけっこう目や鼻にさわっちゃってるから。その際に手についていたウイルスが、目や鼻の粘膜細胞にのりうつって増殖を始めるのです。そう、かぜは「接触感染」する病気だったのです。しかも、目や鼻から。さらに、③が0パーセントなんですから、かぜは空気感染はしないってこと。もうおわかりですね。空気を通じて感染するわけじゃないのだから、「うがい」をしても、ほぼ意味がない！　というわけで、かぜの予防には「うがい」よりも「手洗い」が効果的だったんです。

じゃあ、うがいは必要ないのかっていうと、そういうわけでもありません。インフルエンザの場合は、実験によると、かぜよりはウイルスが空中にただよう時間が長いようなのです。それから考えると、もしもさきほどのアメリカでの実験をインフルエンザでおこなったら、同じ部屋ですごすだけでも、うつりやすいかも（ただ、09年に流行した新型インフルエンザで、くわしく検討された結果、やはり接触感染や飛沫《ひまつ》感染がほとんどで、空気感染については「否定できない」とされた程度でした）。

品切れ続出だった、マスクについては、どれくらい有効なのかは意見がわれるところです。ふつうに市販されているものの多くは「ウイルス対策に」と書いてはあっても、ほとんど通しちゃってるとの報道もありました。仮に、もしウイルスを防げるマスクがあったとしても、着脱の際には手などにつかないよう相当気をつけないと無意味ですからね。そう考えると、基本はやはり手洗いということになりますね。

ちなみに、うがい薬はどうだと思いますか？　「殺菌剤入り」と書いてあるものでウイルスをやっつけられるか、といったら……、もうおわかりですね。直接的な効果は、「？」です。

ただし！　かぜやインフルエンザ予防にまったく効果がないと決めつけちゃうのも、思いちがいといえる研究も出てきています。

口の中の雑菌をへらして清潔にたもつことで、ウイルスの増殖を防ぐ効果があるというのです。それは、ウイルスが粘膜の細胞に侵入して増殖する際に、口内細菌の出す酵素（プロテアーゼ）の力を借りているからだと考えられています。歯みがきや舌みがきに力を入れている学校や老人施設で、実際に感染者が非常に少なかったという報告も出ているくらいですから、実行する価値は大いにあり！

なんといっても侵入・増殖を未然に防ぐのがいちばんなんですから。

せっかくなので、話題になった、タミフル、リレンザなど、インフルエンザの薬の話もしておきましょうか。これらは、抗菌薬ではなく、抗ウイルス薬と呼ばれる薬です。とはいうものの、ウイルスをやっつけてくれる薬ではありません。何をするかというと、増殖をおさえてくれるだけ。結局のところ闘ってくれるのは、自分のからだの免疫くんしかいないのです。でも、ウイルスが大量増殖さえしなければ、戦場が荒れてしまうのも最小限度におさえられるから、からだに感じる症状も軽くすむわけですね。てことは……！　ひどくなってから飲んだって意味はないってこと。使うのであれば、経過をよくよく観察しながら、可能なかぎりお早めに、ですよ。

そして、病状がおさまったからといって、勝手に服用をやめちゃってはいけません。生き残ったウイルスをまきちらして、ほかの人にうつしてしまうことになるからです。

大きな意味でいえば、いちばんのかぜ・インフルエンザ対策とは、「他人にうつさないこと」ですからね!!

ガッテン

病状訓

一、病状はすべて、我が身の防御機構がウイルスと闘っている証《あかし》と心得るべし。早期回復のためには闘いやすいよう、安静が一番。

一、薬はその戦況に応じて使わなければ無意味と心得るべし。外敵との闘いである以上、敵を知り、己をよく知らなければ逆効果である。

予防ノート

●かぜ・インフルエンザのおもな感染経路は「手→目や鼻、口」。といって、目や鼻にまったくさわらない生活はムリ。だからこそ、「手洗い」が最大の予防策。

●極端な清潔嗜好は無用だが、目に見えないウイルスが、そこここに付着しているのを、シーズンになったらイメージしておくこと。

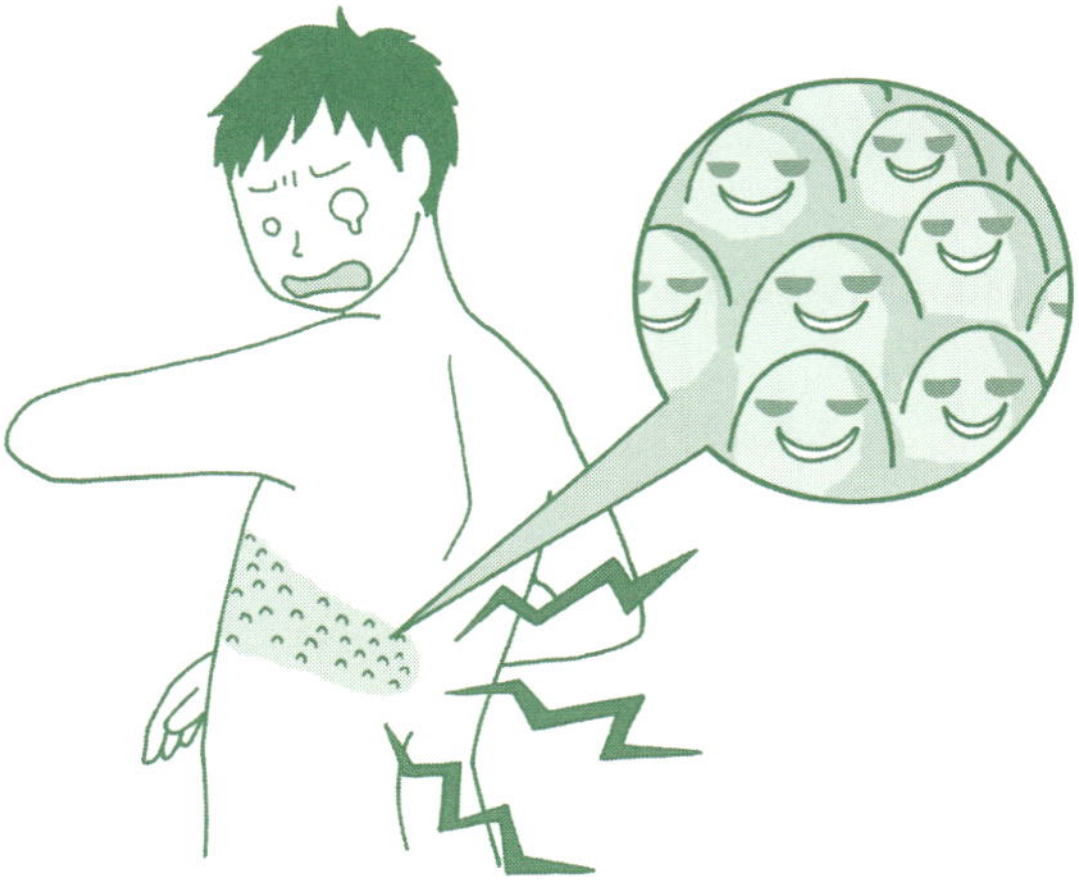

帯状疱疹

ナゾの激痛！
魔物が眠りから覚めるとき、とは!?

推定患者数……日本人の6人に1人が生涯のうちにかかる
年間30〜50万人発症
死亡数……25人
病気になりやすい年代……20代前半と60代前後の女性
病気の期間……約3週間から1ヵ月程度
痛みの度合い……激痛（長びく場合も）

問題

1 なぜか帯状疱疹になりにくい職業があるが、それは?

- □ 客室乗務員
- □ 犬の美容師
- □ 保育士
- □ 海女

2 帯状疱疹は、東北などの方言でどのように呼ばれるか?

- □ つづらご
- □ びっきょ
- □ くるみ
- □ めぼいた

「タイジョウ」って、なんだ!?

「タイジョウホウシン」って、昔のお坊さん（西行《さいぎょう》法師？）みたいな名前ですが、「帯状疱疹」という字をよく見るとわかるように、なぜか「帯のように発疹があらわれる病気」です。しかも、なぜかからだの左右どちらか片方にだけできる。

でも、たんなる皮ふ病とちがうのは、なんといってもはげしい痛み。この病気になった人は、この痛みを「針でつき刺したよう」とか、「ナイフでえぐられているよう」とか、「やけどしたみたい」と表現するくらい、とにかく痛い。しかも意外なことに皮ふの表面が痛むのではなく、内部からくる痛みなんだそうです。

いったい全体何なんでしょう、この病気？

この帯状疱疹、あまり聞かないようにも感じますが、日本人の6人に1人がかかるといわれるほど身近で、皇太子妃雅子さまも苦しまれたといいます。この病気の不思議な点はまだあります。ここで、ナゾをまとめておきましょう。

ナゾ①　なぜ、帯《おび》状に発疹が出るのか
ナゾ②　なぜ、からだの左右どちらかの片側だけ発疹が出るのか
ナゾ③　なぜ、皮ふに発疹が出るのにからだの内側から痛むのか
ナゾ④　なぜ、発疹が出るよりも前に痛みが出るのか
ナゾ⑤　なぜ、中高年になってから発症することが多いのか

そう、不思議なことに発疹が出ていないうちから痛みだし、その後で皮ふ表面

答え

1 海女、ではありません

正解とその理由は本文中にあります。

2 つづらご

「つづらご」というのは、東北、北関東地方の方言で、植物の「ヒヨドリジョウゴ」の別名。実のつき方が、帯状疱疹に似ていることからそのように呼ばれているといわれている。

「びっきょ」は九州地方の方言でカエル。「くるみ」は長野県北部の方言でくるぶしのことをいう。

「めぼいた」は鳥取県の方言でものもらいのこと。

に赤黒い発疹がういてくるし、50代以上の人がよくかかるのです（もう1つ、患者をひどく苦しませる「ナゾ」がありますが、それは後ほど）。

さて、ここでクイズです。

じつはこれらの「ナゾ」を解き明かすためには、帯状疱疹がどんなウイルスによってどう引き起こされるかが大きなカギになります。そのウイルスとはなーんだ!?　ひらがななら6文字です。

ヒントを出しましょう。子どものころによくかかり、一度かかると、もう二度とかからないといわれる病気です。もう1つヒント。からだに発疹が出て、かゆくなっちゃう病気です。

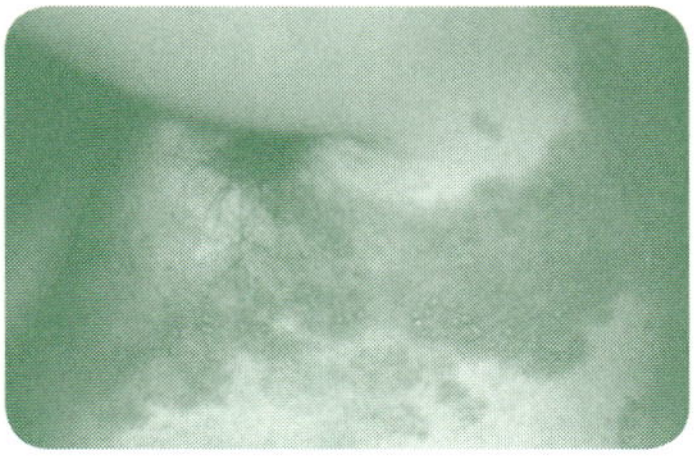

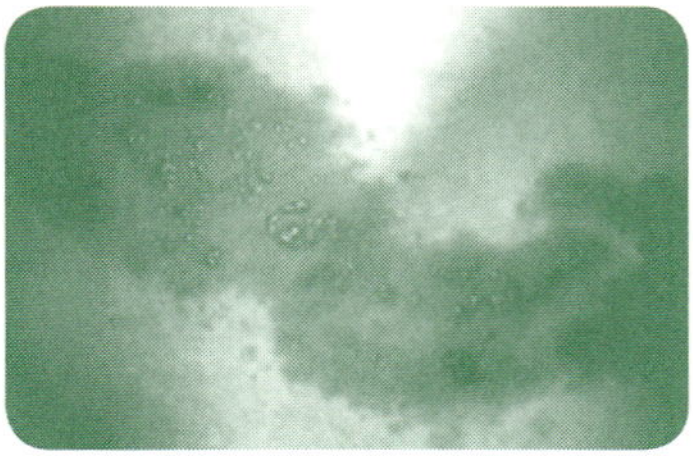

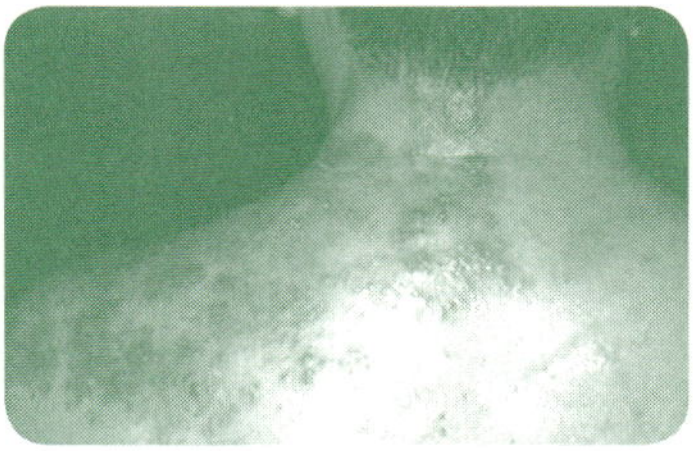

帯状疱疹の患部。
からだの片側に帯状に
発疹がでている。

もうわかりましたね？　そう、答えは「水ぼうそう」です。「ああ、そうか！　子どものころに水ぼうそうにかからなかった人が、大人になってからかかる病気か」と思いきや、じつはそうではない。この帯状疱疹、子どものころに水ぼうそうにかかった人がなる病気です。ん？　水ぼうそうって、一度かかったら、もう大丈夫なんじゃなかったっけ？　しかも水ぼうそうとは似ても似つかぬ形状と「ナイフでえぐられるような痛み」。全然ちがうんですけど？　って感じですよね。

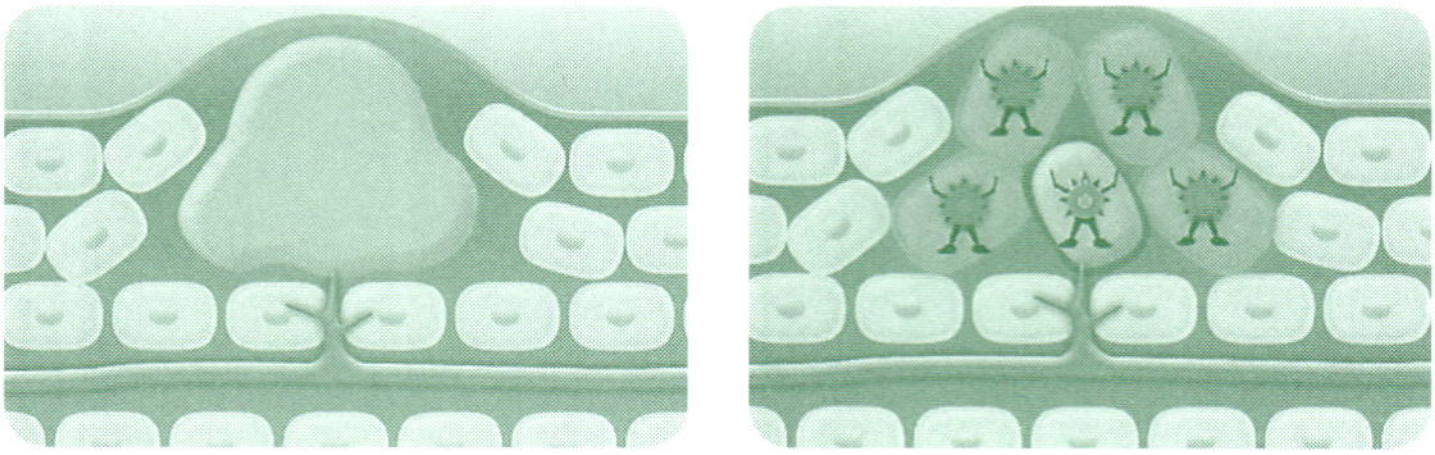

水ぼうそうの発疹……水ぼうそうのウイルスは空気感染する。2～3週間のあいだに大増殖してからだ中に広がり、皮ふの細胞をこわしていく。すると炎症を起こし、水泡ができる。

水ぼうそうが治った瞬間が、帯状疱疹への入り口

まずは、そもそも、なぜ水ぼうそうは一度しかかからないかを図で説明します。

人間のからだは、ウイルスが侵入すると、これをやっつけようとします。これが免疫のはたらきです。

免疫細胞は、水ぼうそうウイルスの特徴をいち早くとらえて、これをたおすための特別な武器「抗体」をつくり

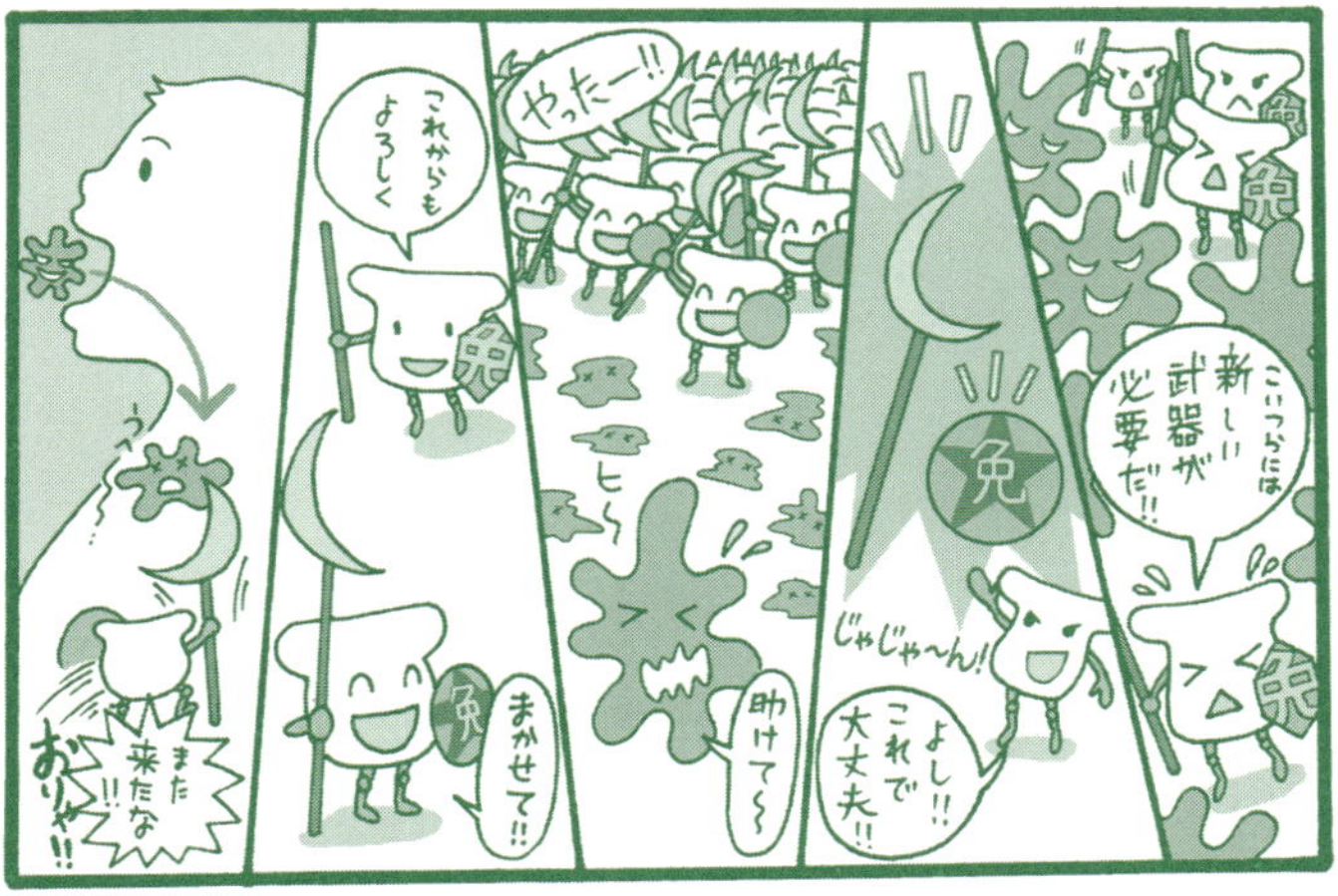
こいつらには
新しい武器が必要だ!!
じゃじゃ〜ん!
よし!! これで大丈夫!!
やったー!!
ヒ〜
助けて〜
これからもよろしく
まかせて!!
また来たな!!
おりゃ!!

出します。体内でつくられた新しい抗体は、ウイルスをどんどんやっつけて、病気を治してくれる。しかも、この免疫、ずっとからだの中に残っているから、一度かかってしまえば、その後新しくウイルスが入ってきてもすぐにやっつけてくれます。これが、一度かかったら、水ぼうそうにならない理由です。ホント、よくできてますよねえ、人間のからだって。

じゃあ、なんで水ぼうそうのウイルスで帯状疱疹になっちゃうんだよ、ってことになりますが、ここからが大事。じつは、ごくわずかに生き残るウイルスがいるのです。なんとこのウイルス、免疫に見つからないように姿を変えてかくれてしまうんです。自分の遺伝子だけをこっそり残して姿を消してしまう。厳密にいうとちょっとちがうのですが、秋になると虫が卵だけ残していなくなるのと似たイメージ。すると、免疫には見つけられない。ああ、ウイルスは全部いなくなっちゃった、と思ってしまいます。

さて、そうなったときの、この免疫。ウイルスがその後も外部からたまに侵入してくるうちは活発に活動するんですが、ウイルスがさっぱりあらわれなくなると、徐々に弱ってきます。年をとるほど弱まるといってもいいでしょう。そうして、免疫が弱まるのをウイルスの遺伝子は虎視眈々《こしたんたん》とねらっているのです。そして、体調をくずしたり疲れがたまったりして、いよいよからだの防衛機能が低下したタイミングを見計らって、活動開始！　遺伝子は、いわば自動組み立て装置つき設計図。次々と水ぼうそうウイルス本体が復活＆大増殖してしまうのです。

問題は、やつらのかくれ場所。背骨の中を通る脊髄《せきずい》の左右にあって、胸やおなかに向かって帯《おび》状に通っている神経の中にかくれているのです。増殖した水ぼうそうウイルスは、神経細胞を傷つけ、はげしい痛みを発生させながらすすみ、やがて皮ふに到達して発疹を引き起こすのです。

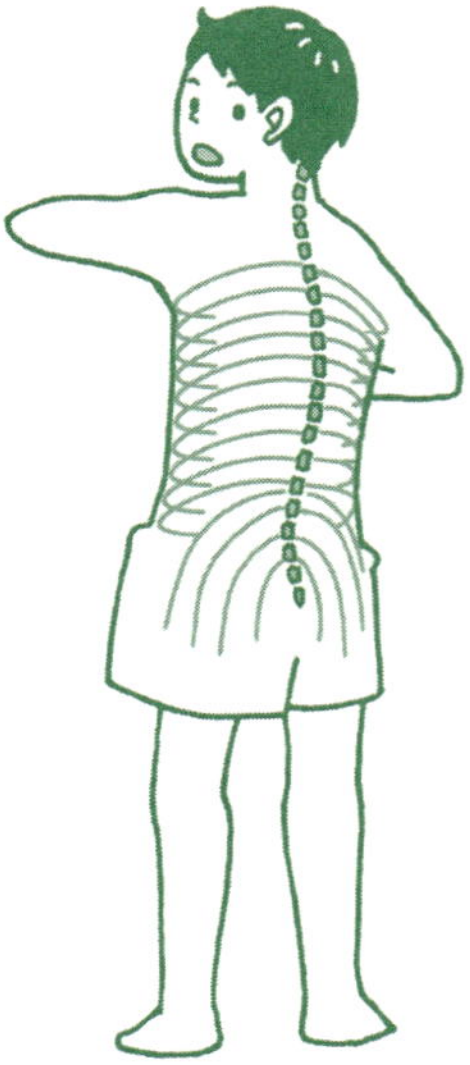

帯状に通っている
神経

さあ、これで、さっきの5つのナゾ（P50）が一気に解き明かされました。ちゃんとついてきていますか？

ナゾ①の「なぜ、帯状に発疹が出るのか」とナゾ②の「なぜ、からだの片側だけ発疹が出るのか」は、ウイルスがかくれる神経がからだの左右に分かれていて帯状に広がっているから。ナゾ③の「なぜ、内側から痛むのか」とナゾ④の「なぜ、発疹が出る前に痛みが出るのか」は、皮ふにウイルスがとどく前に、からだの中で神経を傷つけているから。ナゾ⑤もわかりましたよね。

子どものころにかかったときには、なんとなくかゆかった思い出しかない水ぼうそう。それが、ずーっと体内にひそんでいて、あるとき、目覚めたらおそろしい魔物に変身しちゃう。私たちのからだのすぐれた防衛システムに対し、何とか生きのびようとするウイルスの生存願望が、たまたま「神経」というかくれ場所を見つけてしまったために起こっていた病気だったのです。

発疹がおさまったあとに痛みが残るワケ

さて、先ほど予告した、「もう1つの大きなナゾ」とは、「発疹がおさまったあとに痛みが残るのはなぜか」。これがいちばんやっかいな問題で、多くの患者をなやませています。通常、帯状疱疹は、ウイルスが活動を始めてから、1週間くらいで発疹が出てきます。さらに1週間後にウイルスの量はピークになり、痛みはどんどんましていきます。発疹が出てから2週間後には免疫軍の大増殖によって、ウイルスがなくなってきます。すると、それを追いかけるように痛みも弱くなっていき、通常ならば、2～3週間でおさまります。

ところが、痛みだけが、ウイルスがなくなってからもしばらく続くことがあるんです。長い場合には、半年以上も！　これが、「帯状疱疹後神経痛」という、なが－い名前の病気。残念ながら、そうなる原因ははっきりしない、というたちの悪さですが、現在のところ、もっとも有力な説は、こういうものです。帯状疱疹の痛みは末梢《まっしょう》神経から脊髄《せきずい》を通って脳に伝わりますが、何度も何度も痛みを伝えるうちに、痛みを伝える特別な回路ができてしまう。すると、帯状疱疹が治って痛みがなくなっても、その部分にさわると、回路を通して脳に痛みが伝わるのではないかというのです。この痛み、さらに悪いことには、痛み止めの薬がほとんど効かない。原因がはっきりしない上に、薬が効かないなんて……。がまんするしかないの？

と思ったら、一応、いくつかの治療法はあるんです。たとえば、初期の患者の場合、「神経ブロック」という治療。局所麻酔を使って脊髄を麻痺させて痛みをおさえるという治療です。それでも治らない重症の患者さんは、脳や神経のはたらきをにぶくする薬を使います。これで時間をかけて、痛みを感じにくくさせていくのです。ウイルスもいないし、発疹もないんだから、もはや帯状疱疹ではなく、それとは別の神経の病気。そう割り切って、いまある病状にだけ対処するやりかたを選ぶべきなのです。

でも残念ながら、いまはまだ完全にこの病気を治す根本的な治療法は見つかっていません。ただ1ついえるのは、帯状疱疹だとうたがわれる痛みを感じたら心の準備をし、発疹が出たら少しでも早く診察を受け、早い段階から痛みを抑えておくことが、回路をつくらないためには有効だということ。覚えておいてください。発疹が出て3日以内に抗ウイルス薬を投与すれば、まず重症化はしません。

意外な予防法があった！

さて、こうなると、もっとも大事なことは、帯状疱疹にかからないためにどうすればいいのか、ですね。冒頭で1つのクイズを出しました。「客室乗務員」「ペットの美容師」「保育士」「海女」のうち、帯状疱疹にかかりにくいのはどの職業か？というもの。いままでの説明をヒントにすればすぐにわかりますよね。免疫が弱くなるのは、ウイルスがその後、体内に入ってこなくなって、はたらく機会がなくなるためです。じゃあ、**適度に水ぼうそうのウイルスが体内に入る職業**はどれかを考えればいい。

そう！　答えは保育士でした。保育士は小さな子どもたちに毎日接しているから、子どもたちがもっている水ぼうそうのウイルスに感染する機会が多いのです。もちろん、すでに免疫をもっているので水ぼうそうにかかることはなく、しかも、つねに免疫を活動させているから、免疫の力は増幅されます。これを「ブースター効果」※といいます。こうして免疫力が高い状態をたもっていれば、神経の中に眠るウイルスは、活動を再開できない、というわけ。

じゃあ、帯状疱疹を予防するには子どもに接すればいいんだということになる。でも、うちに小さな子どもはいないし……、いっそいまから保育士をめざすか、っていうのは現実的ではないですね。といって、いきなり公園に行って子どもたちに不自然に近づこうとすると、通報されちゃうかも……。

ええと、免疫を高めるためには、ウイルスをからだに取りこむんだから……。あ、予防接種を受ければいいんじゃない？　水ぼうそうウイルスの！　でも、あるの？

と、これがあるんです。本来は水ぼうそうを防ぐためのワクチンだったのですが、アメリカやEU諸国では、帯状疱疹のワクチンとして使われているんです。

アメリカでの調査の結果、帯状疱疹の発症率を半分にし、発症した場合も、痛

※ブースターとは増幅装置のこと。外からウイルスが入ってくることによって免疫力が高まるしくみ。

みの度合いが軽減することがわかっています。さらに、帯状疱疹後神経痛にかかる人を3分の1にまで低下させるといいます。

現在の日本では保険適用外で、1万円程度の費用がかかってしまいますが、ある程度の年齢になって、自分の免疫力に不安がある人は、ワクチン接種してみるのも手かもしれません。若い人には想像しにくいかもしれませんが、年をとったあとで「少しからだを動かしただけでビリビリと痛む」と、からだを動かす気力が失われ、外にも出たくなくなっちゃうそうですから。しかも何か熱中できることがあれば、痛みもまぎれるのですが、とじこもって何もしないとかえって痛んでしまいます。神経の病気ですから。

いずれにしてもこの帯状疱疹、核家族化がすすんで孫と接する機会がへったことが、高齢者の発症がふえた理由だともいわれます。低体温化などで免疫力が低下しがちな人がふえたことも一因だと考えられます。

そういう意味では、決して新しい病気ではないのですが、現代病の1つといえそうですね。

ガッテン

病状訓

一、体内にひそむ敵を暴れさせないためには
元気でいることが肝心。
免疫力を下げない生活を心がけるべし。

一、神経の誤作動で痛みが痛みを生む。
がまんしないことが
治療にも予防にもなると心得るべし。

予防ノート

●体調不良は避けようにも避けられないこともある。となると、大事なのは重症化させないこと。

●帯状疱疹は、痛みが出たあとから発疹があらわれる。発疹が出て3日以内に抗ウイルス薬を投与すれば、重症化はしない。

●発疹が出たらすぐに皮ふ科に行くためにも、痛みが出た時点でしっかり疑って、身構えておくことが肝心。

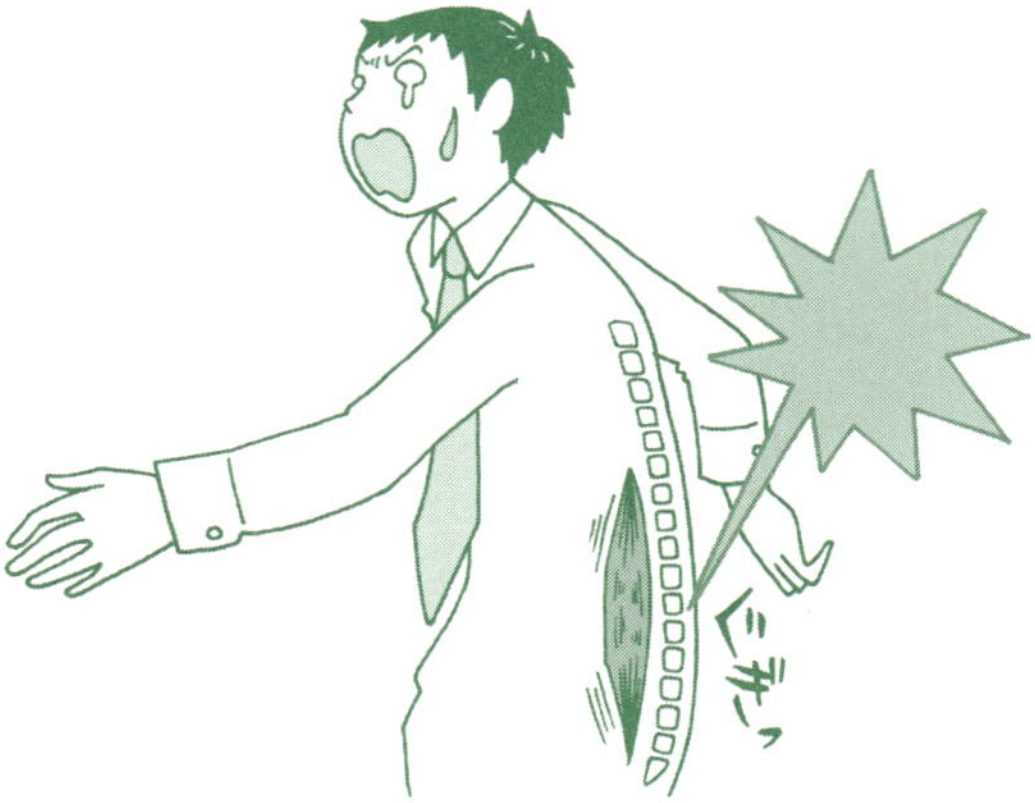

ぎっくり腰

プロスポーツ選手でさえ、悶絶……。前ぶれもない激痛は、なぜ起こる!?

病気になりやすい年代……主に中高年
（ただし腰に負担がかかる生活をしている場合、年齢に関係なくかかる）
痛みの度合い……激痛

問題

1 明治時代の日本人は、女性の腰のくびれを何にたとえたか?

- □ 砂時計
- □ とっくり
- □ ハチ
- □ 数字の8

2 イカの食べすぎで腰をぬかすといわれる動物は?

- □ 犬
- □ ネコ
- □ チンパンジー
- □ ペンギン

3 豪雪地帯の青森県野辺地町では、ぎっくり腰を何と呼ぶ?

- □ カクラヘンキ
- □ キクラヘンキ
- □ オクラヘンキ
- □ ネクラヘンキ

魔女が来たりて腰を撃つ……!?

「魔女の一撃」って病名、聞いたことありますか？　じつはこれドイツ語でぎっくり腰のこと。それにしても、こわい名前ですよね。でも、それほど痛いってこと。その痛みたるや、骨をノミでたたかれたような痛さだとか、針で骨を刺されたような痛みだとか、聞いているだけでもつらくなるよう……。しかも、なんの前ぶれもなく、ある日とつぜん起こってしまう。それも足腰の弱った中高年だけでなく現役バリバリのスポーツ選手ですら。まさに魔女の一撃なんです。

「ためしてガッテン」のMディレクターは、寒い冬の朝、玄関を出る瞬間に襲われました。病院に行く車を待つあいだ、部屋で横になろうにも、一歩も動けず、そのまま上半身は外、下半身は玄関の中。やむなく発したひと言は、「ごめん、布団かけて……」。おかげで家の中は冷え冷えだったとか。

では、それほど痛いぎっくり腰ってどんな病気なんでしょう？　辞書で調べてみると……。「急に起こる腰の痛みの総称」……。え？　総称？

そう。ぎっくり腰は急な腰の痛みの総称。その痛みの原因は、椎間板《ついかんばん》ヘルニアや腰椎《ようつい》分離症、腰椎すべり症、骨粗《こつそ》しょう症、内科の病気、泌尿器科の病気、婦人科の病気など、さまざま。

ただし、この原因は、何度もぎっくり腰をくりかえしたり、何日たっても痛みがひかないなどのときにくわしく検査してはじめてわかることが多いもの。多く

答え

1 ハチ
女性の腰のくびれを「蜂腰《ほうよう》」と表現した。英語にも同様の表現がある。

2 ネコ
魚介類にはビタミンB_1を分解する酵素のチアミナーゼがふくまれている。大量にとるとビタミンB_1欠乏症になり、歩行障害におちいる。ただし、ネコがイカを毎日大量に食べるような場合にかぎられるので、日常生活での心配はいらない。

3 キクラヘンキ
「キクラヘンキ」の「キクラ」は、腰が「キクッ」となったときの「キクラ」……。

の場合、ちょっと様子をみるだけでレントゲンをとることもなく、「あ、ぎっくり腰ですね」でおしまい。診断名としては「急性腰椎症」とか「腰椎ねんざ」とされます。じつをいうとぎっくり腰って、まだすべてが解明されていないナゾの多い病気。先ほど列挙した病気によって起きることもありますが、たいていは、レントゲンでもＭＲＩでも原因が特定できない。わからないからしかたなく「急性腰痛症」とか「腰椎ねんざ」と診断しちゃってたというのが実状だったのです。

しかしどう考えても、ねんざなんかで片づけられたら腹が立つほどの激痛。なんでわからないの？　と思ったら、ぎっくり腰の痛みのせいでもあったんです。「大丈夫?」なんてだれかが肩に手をかけただけで飛びあがるほど痛い……のに、痛くて飛びあがれない。とてもじゃないけど、病院になんて行ける状態じゃないため、診《み》てもらうのは痛みがおちついてきたころ。結局、医者は治りかけのぎっくり腰しか診断できない。それもあってナゾが多いんです。

ところが！　最近の研究で、見えなかったはずの原因と、なぜこうまで痛いのか、そのナゾが明らかになってきました。

背筋をのばせ！
とよく言われますが……

番組で、どんなときにぎっくり腰になったのか、アンケート調査をしました。
すると、

・立ち読みをしたあと、本を本だなにもどしたとき
・そうじ中にチャイムがなってふり返ったとき
・床におちたお金をひろったとき
・顔を洗おうとしたときや、くつ下をはこうとしたとき
・くしゃみをしたとき

こんな答えが出ました。どれもこれも、特別なことをしているときじゃなく、日常生活であたり前の動きをしているときです。お金をおとしてもひろうな！

とか、くしゃみはがまんしなさい！　とかぜったい無理ですよねぇ。

それにしても、そんなささいなきっかけで、どうしてああまで痛いのか、そのナゾから解き明かしましょう。

番組では、おどろきの新事実を発見しました。

下のX線写真を見てください。人間の背骨を横から撮影したものです。背筋がしゃんと伸びていてずいぶん姿勢のいい人ですね。と思ったら、この写真、じつはぎっくり腰の人の背骨を撮影したもの。背筋が伸びているどころか、たいへんなことが起きていたんです。

じつは、健康な人は、背骨がゆるやか

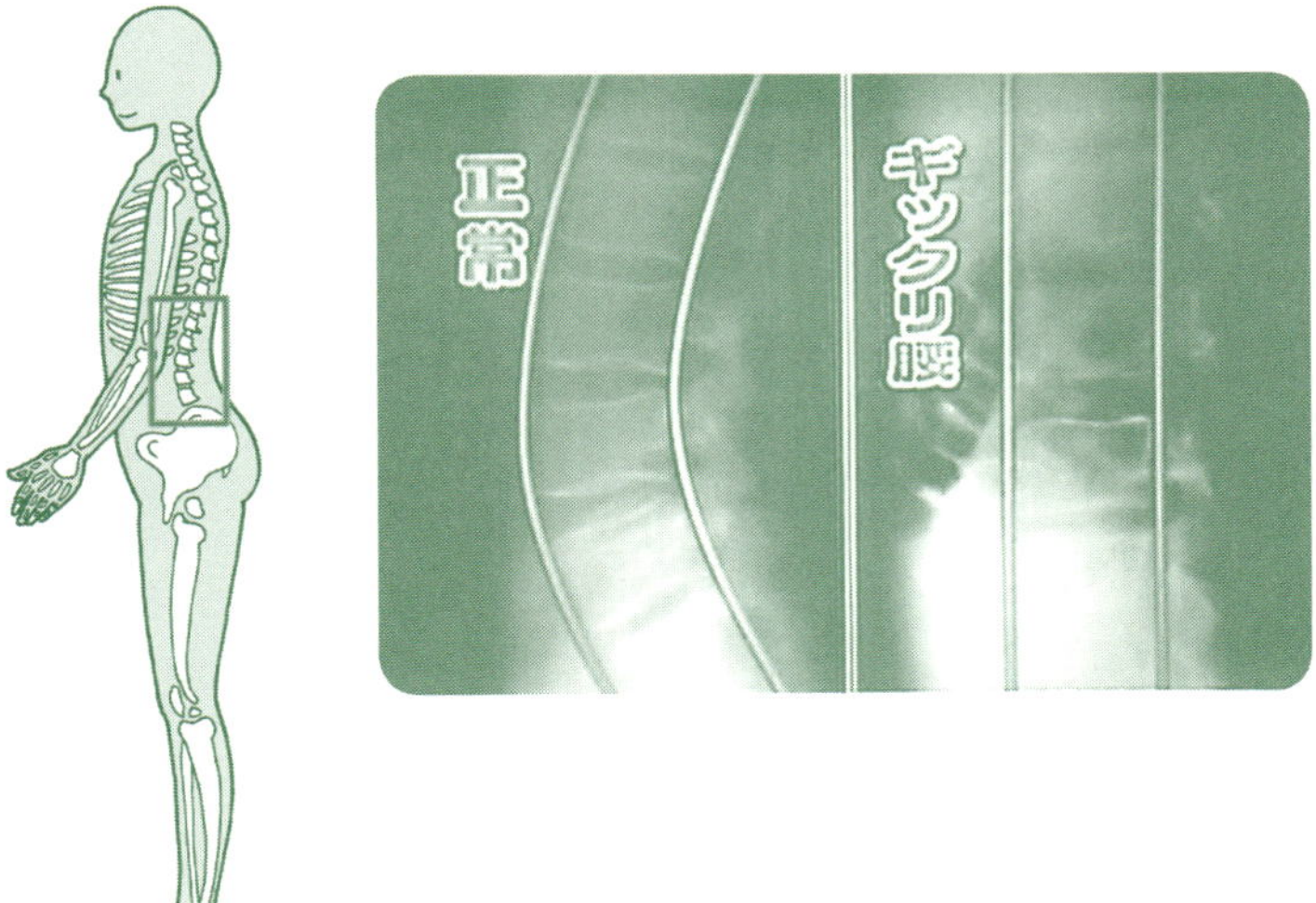

なS字の形になっています。これは、直立二足歩行をする人間が、重い体重をささえるため。曲がっているからこそしなやかなバネのように、頭や上半身の荷《か》重《じゅう》を吸収できるわけです。それが、ぎっくり腰になったときには背骨が異常なまでにまっすぐになっていた！

「背筋をのばしなさい！」なんて言われて思いっ切りからだをこわばらせても、ここまではムリ。でも、いったいどうして背骨がまっすぐになるの？

筋肉ガッチガチで、ダブルパンチ

みなさんはプールなんかで足がつった経験はありませんか？　足がつると、筋肉がガチガチに硬直しますね。なんと、ぎっくり腰のとき、これと同じことがわたしたちの腰で起こっていました。

人間の背骨のまわりには、たくさんの筋肉がくっついています。「あること」

がきっかけでこの筋肉がいっせいにつったような状態になり、ガッチガチになってしまう。背骨はそれのせいでまっすぐに伸びちゃうのです。

足がつったときの痛みを思い出してください。それがふだんつることのない腰の筋肉で起こるんだから、そりゃあ痛い。そのうえ、かたくなった筋肉は、血行が悪くなるので痛み物質が発生してくる。さらに痛い。でも、痛みはそれだけでは終わらない。背骨がまっすぐになるほどの事態で、その近くにある神経が刺激されちゃうと、「腰の筋肉がたいへんなことになっているぞ！」ってことで、その筋肉を守ろうとして、そのまわりの筋肉

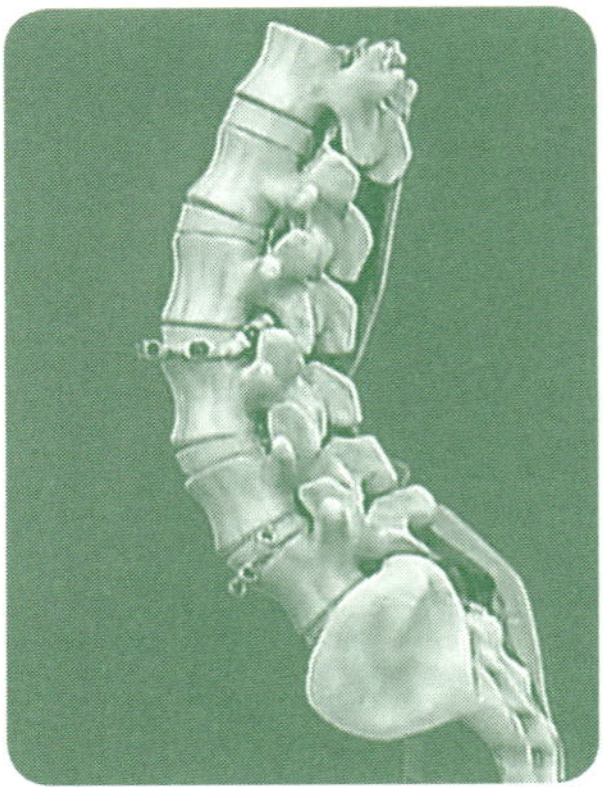

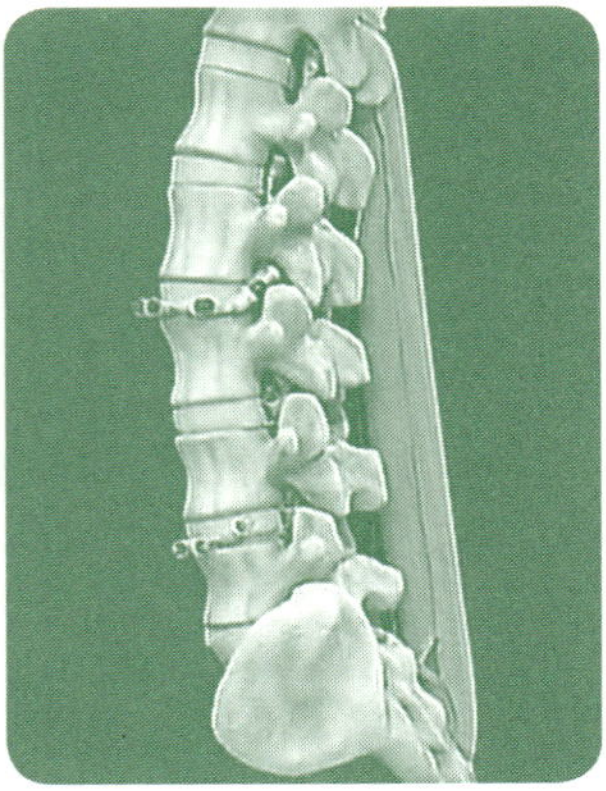

もカッチカチにかたまってしまう。で、結果、痛みがどんどんましてしまうんです。なんという悪循環！

でも、この悪循環はまだ終わりません。腰で起こったこの痛みは、なんと、近くにあるおなかの痛みを伝える神経を通って脳に送られてしまうのです。

するとその情報を受けとった脳は、ゲゲッ、内臓がなんかやばいことになってるぞ！　と判断しちゃう。内臓の調子が悪いというのは、命にかかわる一大事。

ああ、どうしよう、自分はこのままどうなっちゃうんだろう、という不安とあせりで頭がいっぱいになります。肉体的な痛みにくわえて精神的にもダメージを受けちゃう。このダブルパンチ、まさにおそろしい魔女にやられたとしか思えないわけです。

痛みの悪循環

①背骨につながる筋肉が異常に緊張し、痛む。

↓

②緊張した筋肉が背骨のまわりの神経を刺激する。

↓

③筋肉内の血行が悪くなって、さらに痛み物質発生。

↓

④筋肉が損傷しないように守ろうとして、まわりの筋肉も緊張する。

魔女の杖は、ひび割れ……

さてさて。じゃあ悪循環の最初の「筋肉ガチガチ」を引き起こす「あること」とは何なのか。レントゲンでもＭＲＩでもわからなかったその秘密は、椎間板の「ひび割れ」にありました。

椎間板《ついかんばん》とは、背骨の骨と骨のあいだにある、ざぶとんのような物質のこと。わたしたちがからだを動かすと、骨と骨のあいだで椎間板はクッションとなり圧力をうけとめてくれます。

椎間板のまん中の部分はゼリー状のたんぱく質。外側にはコラーゲンの層があります。この椎間板は、長年使っているうちに弱くなってきます。コラーゲンの層の内側に少しずつひび割れが生じます。走ったり飛んだり重いものを持ったり、あるいはかがんだり伸びたり。ひび割れは少しずつふえ、どんどん深くなってゆく。そうして、ひびだらけになっているところに、何か衝撃が加わると、そう、たとえばくしゃみなんかをすると、内側からのひび割れはついに外側に達してしまいます。それをきっかけに一気に痛み物質が発生！

これの痛みが合図になって、筋肉がガチガチに、そうして先ほど説明した、痛みの連鎖がはじまってしまうってわけ。もちろん、最後の「ひと押し」は強い衝撃であることも多いのですが、ひび割れがギリギリのところまできていれば、どうでしょう。顔を洗おうとした、くつ下をはこうとしたなどの、なんでこんなこ

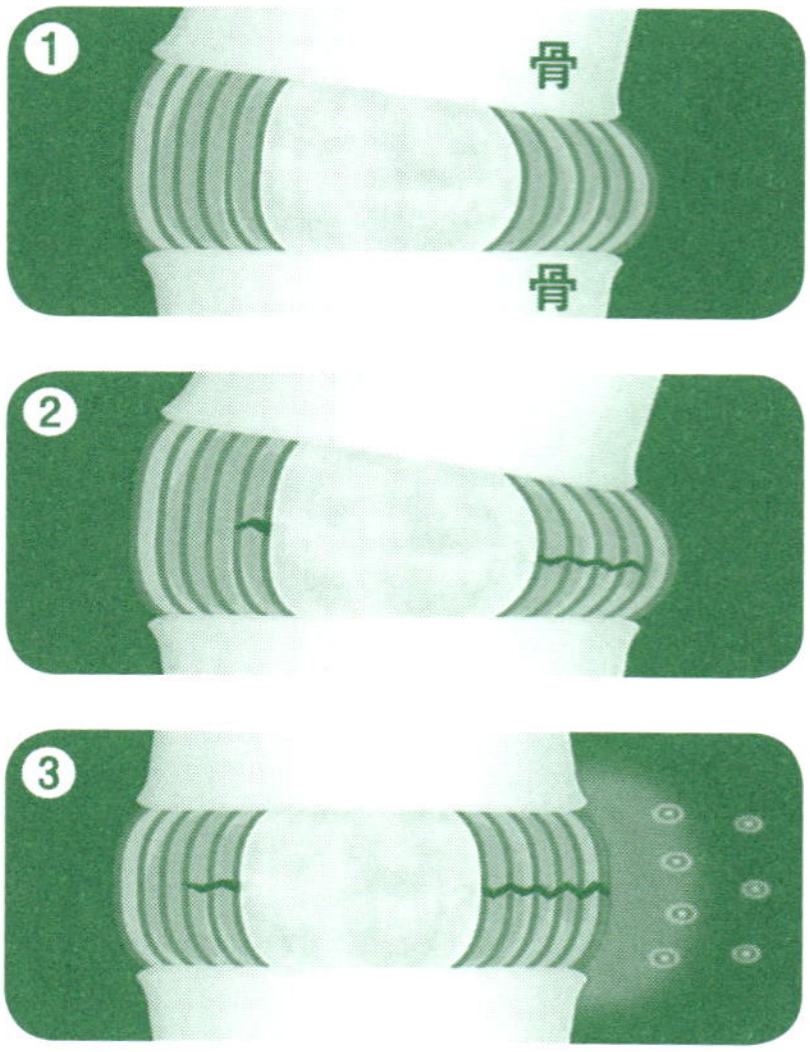

椎間板の損傷のイメージ

日常生活の中で少しずつ増える
ひび割れが外側に達すると、
痛み発生。

と思っちゃうようなささいなことでも起きちゃうわけです。いつなんのきっかけで起きるかわからない「魔女」の正体がこうしてようやく最近、説明がつくようになったのです。

残念なことに、自分の椎間板のひび割れ具合がいまどれくらいなのか、調べる手だてはありません。もしかしたら、明日、玄関を出るときかも。

じゃあ、どうすればいいのか。それは、ふだんから腰への負担をなるべく軽くしておくことしかありません。……なんていわれても、さてどうしたものか。

腰に負担をかけない、ということを意識するためには、どんな姿勢が腰に負担をかけるのか知らなければなりません。腰の筋肉がいちばんラクな状態は、あおむけ寝ているとき。これを「1」として説明しましょう。

まず、ふつうに立っている姿勢。これが「1.4」。次に、あぐらをかいている状態は、「2.2」。けっこう大きな負担。さらに、くしゃみをしたとき。これが「2.4」。意外に高いのは前屈の姿勢のとき、なんと「4.0」！　でも、この前かがみの姿勢って、朝、顔を洗うときや荷物を持ちあげるときなど、ふだんからよくする姿勢。どうしたらいいわけ？　って感じですね。

予防のキーワードは「どっこいしょ」

若いみなさんはさほど気にする必要はありませんが、20歳をこえたら少しずつ気をつけてください、「不意」の動きに。

たとえば、かるいだろうと思って持ちあげたものが意外と重かった、なんて場合とか、ふとふり返ったとか。こういう、思いがけないときを魔女がねらっているんです。「不意」を「不意」でなくするには「意識する」こと。でも、つね日頃からずっと意識するなんて、むずかしいですよね。ジジくさいですが、意外に有効なのが、「どっこいしょ」のひと言。何をするときでも「どっこいしょ」。荷物を持ちあげるときは、腰をしっかりおとしてから「どっこいしょ」。意外に忘れがちなのは、おろすとき。番組の実験で「腰にやさしい持ち方をしてください」と50人の人にお願いして観察したところ、ほとんどの人がおろすときは全然無雑作。おもしろいもんですねえ。

くしゃみをするときの注意はとってもかんたん。テーブルなどに手をつくだけで、腰への負担はずいぶん軽くなります。

先ほど説明した前かがみの姿勢も、ちょっとした工夫でOKです。たとえば、洗顔するときは、イスにすわって顔を洗う。くつ下をはくときは、立ったままはかずにすわってはく。台所仕事をするときは、片足を踏み台にのせて仕事をする。こんなふうに、前かがみの姿勢に注意するだけで腰への負担は大幅にへります。ちなみに、肥満は、それだけで腰に大きな負担がかかっちゃいますよ。

あ、1つ言いわすれてました。それは喫煙。タバコの煙は椎間板にも悪影響をあたえることがわかっています。ご家族に喫煙者がいたら「腰に悪いから考えたほうがい

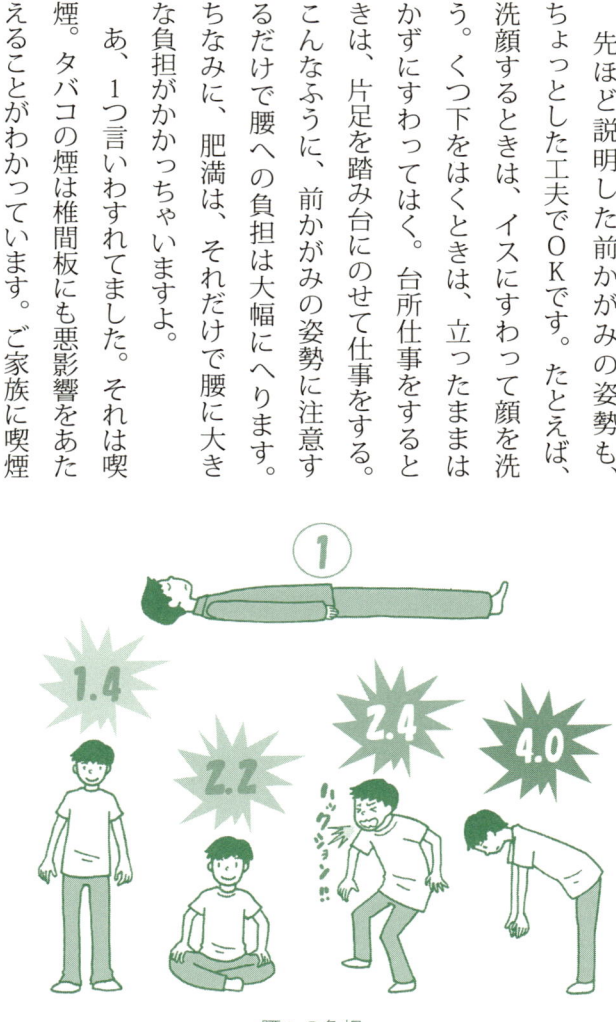

腰への負担

いよ」と教えてあげるとよいかも。

それにしてもぎっくり腰って、なんだかみょうに人間っぽさを感じちゃうのはわたしだけでしょうか。でも考えてみると、立っているだけで足以外の重量がすべて腰にかかるわけですからね。こうまで腰を痛めるのも直立二足歩行する人間だからこそ。前かがみや肥満、長時間イスにすわって同じ姿勢をつづけるのも、重いものを持つのも、くつ下をはくのもやはり人間だからこそ。４本足で歩く動物の脊椎には、内臓の重さだけしかかかっていないから、負担も少ないはずです。そういえば動物の世界には、魔女なんていませんもんね。

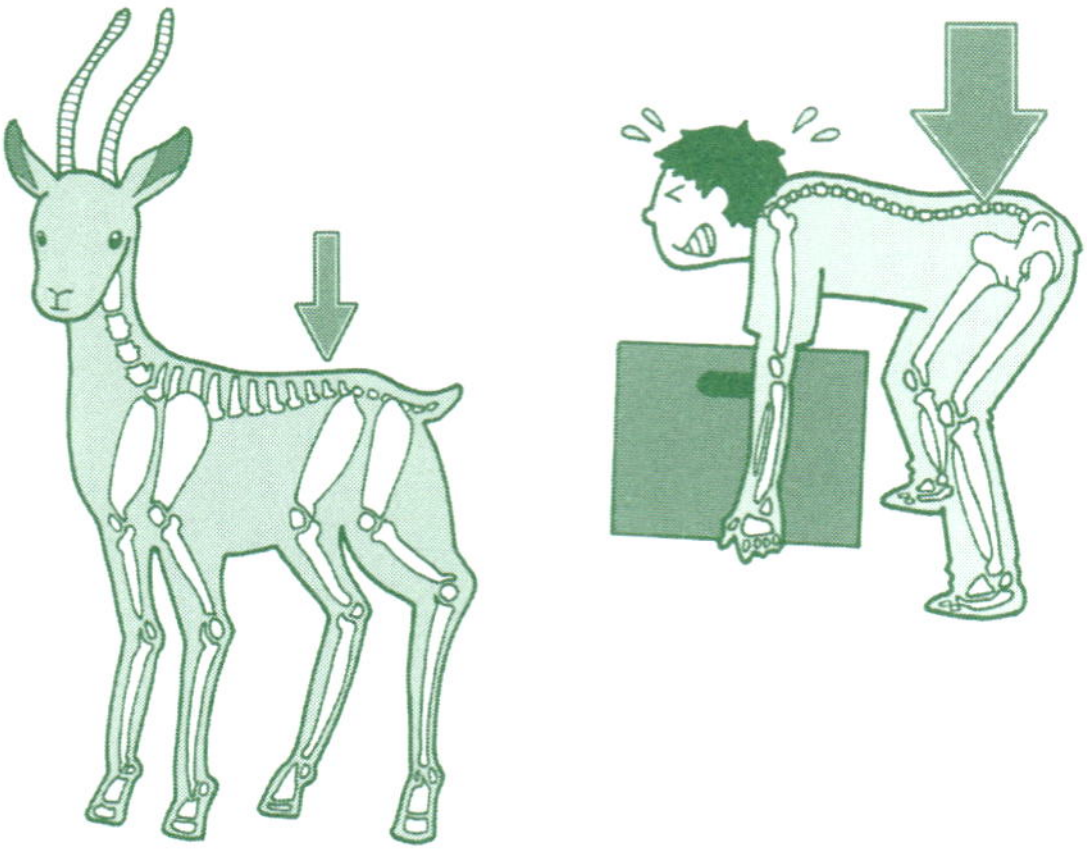

ガッテン

病状訓

一、激痛は、痛みが痛みを生む悪循環のせいメカニズムを知り、不安やあせりによる痛みだけでも軽減させるべし。

一、魔女を呼ぶのはふだんの姿勢。直立二足歩行の人間ならではと心得て腰にやさしい生活を送るべし。

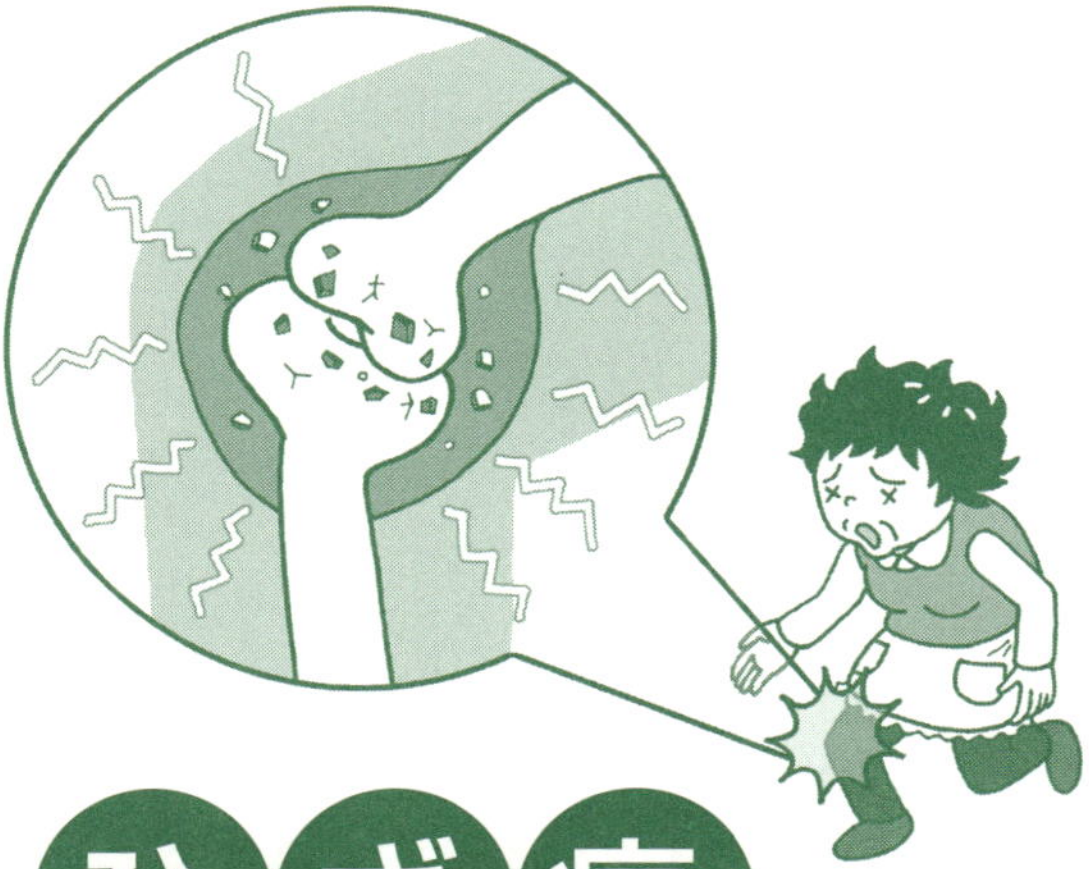

ひざ痛

長く通院しても治らなかった、衝撃の理由とは!?

推定患者数……10,000,000人
病気になりやすい年代……
40代以降の女性に多く、高齢に近くなるほどふえる

問題

1 落語で「ひざ」と呼ばれる役目の意味は?

- □ 盛り上げ役
- □ ひざかけを配る役
- □ 三味線を弾く役
- □ 黒子

2 ノミを人間のからだの大きさにたとえると、どのくらいの跳躍力か?

- □ 2階建ての家
- □ 姫路城
- □ 東京タワー
- □ 富士山

3 トランポリン競技のワザで、ひざを折ってとぶものを何と呼ぶ?

- □ ひざスペシャル
- □ ひざおち
- □ ひざとび
- □ ひざバウワー

人知れずなやむ人、1000万人!!

ひざは全体重を支える大切な関節。痛みがひどいと、歩くことさえ困難になります。若いみなさんの年齢ではひざ痛の経験のある方は少ないでしょう。でも現在、ひざ痛になやまされている患者は、日本で1000万人ともいわれ、中でも60歳以上の女性では4割以上の方がひざ痛をかかえています。そんなにいるようには、とても思えない……というのも無理もありません。痛い人は出歩かないから、あまり見かけないのです。引きこもるような生活で、心までふさぎこんでしまう人も、少なくありません。

ひざ痛の不思議は、患者の多くが、「病院に行っても治らない」ということ。長い間通院しても、治るどころかかえって悪化したという方も多くいます。これはいったいどういうことでしょう?

じつは、いままで常識だと思われていた治療法におとし穴がありました。ひざのためによかれと思ってやっていた「あること」が、逆効果になる場合もとても多いとわかってきたのです。

ひざ痛の治療法

・飲み薬　・電気　・関節洗浄　・安静
・注射　・レーザー　・湿布

答え

1 盛り上げ役
「ひざがわり」の略語で、会場の雰囲気をあたためてトリにわたす役目のこと。

2 東京タワー
ノミのひざには筋肉をたくわえるための独特のしくみがあるから高くとべる。

3 ひざおち
ほかにも、「腰おち」「腹おち」「背おち」などがある。トランポリン競技では、「ひざおち」以外はひざをほとんど曲げない状態でとぶのが鉄則。

ここに示したのが、一般に、ひざ痛に効くとされる治療法です。では、ここで、「クイズ・ひざ痛の真犯人」〜!! 最近の研究で、この中に、逆にひざ痛を悪化させるものが1つあることがわかったのです。どれでしょう!?

〝衝撃〟の正解は、あと何ページか読むとわかっちゃいます。

加齢？ 使いすぎ？ ひざ痛の意外な原因

ひざ痛をかかえる人はかならずといっ

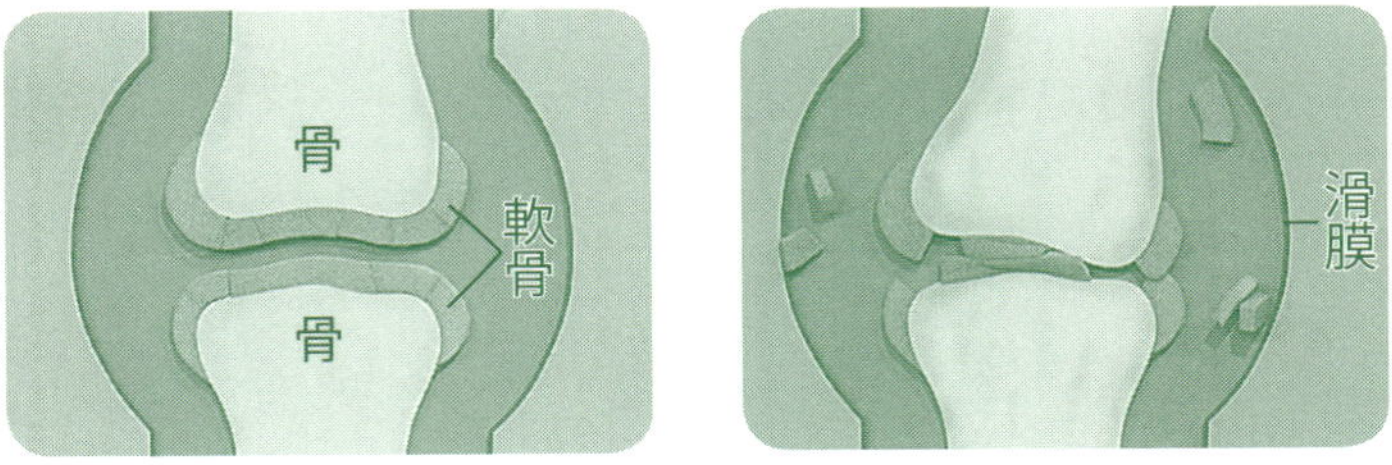

関節部分で骨をおおっている軟骨がはがれおちて炎症が起こる。

てよいほど「年だからしかたがない」とか、「長年ひざに無理をさせたからひざが痛む」といいます。では、ひざ痛の原因は加齢やひざの酷使なのでしょうか?

ひざ痛で苦しんでいる患者の半数以上は、「変形性ひざ関節症」と診断されています。ひざなどの関節部分は、骨どうしがぶつからないように硬めのゴムのような軟骨でおおわれています。この軟骨が何らかの原因でけずれてしまい、関節がゆがんでしまう病気をいいます。

なんと、ひざ関節の中にカメラを入れて撮影した内視鏡映像があるので見てみましょう。健康な人の軟骨は、表面がつるつるしていていかにも弾力がありそ

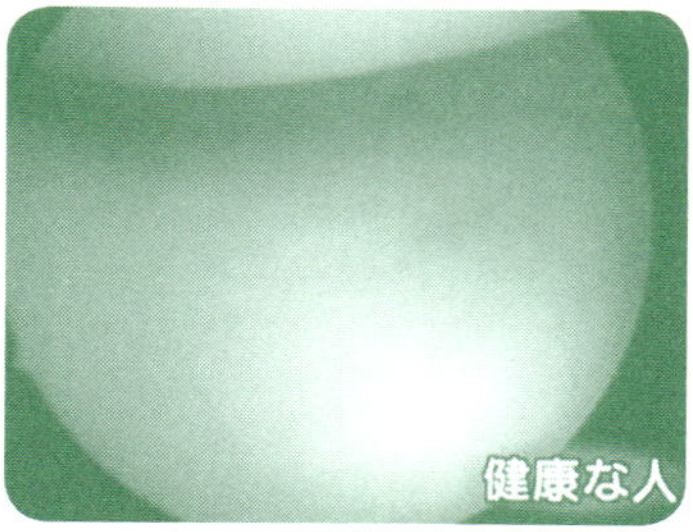

健康な人の軟骨

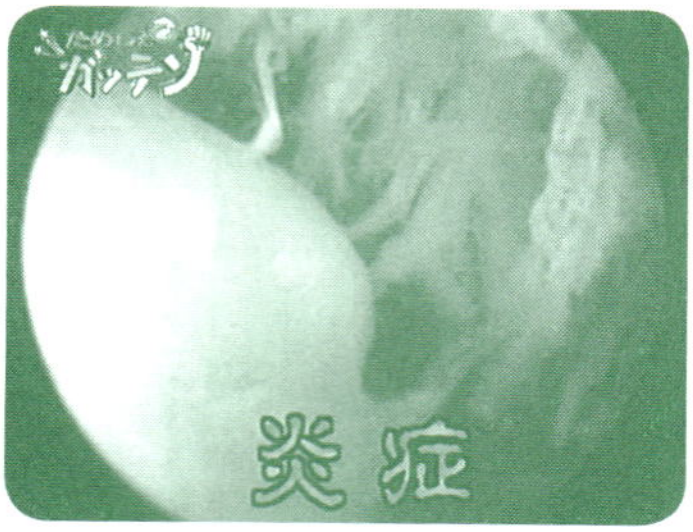

ひざ痛患者の軟骨

う。それに対して、ひざ痛の患者の軟骨はどうでしょうか？　うへえ、ところどころはがれてるし、びらびらになってて見ているだけで痛そう！　なんでこうなっちゃうの？　やっぱり加齢のせい？　それともひざの使いすぎのせい？

そこで番組では、この疑問を解決すべく、83歳にして現役陸上選手の田中重治さんに実験に協力してもらいました。じつは田中さん、80歳以上の三段跳び世界記録保持者。83歳という年齢で、しかもこの年までずっと足に負担のかかる陸上を続けているのだから、軟骨はずいぶんとけずれているにちがいありません。ところが、実際にX線で田中さんのひざの軟骨を調べてみると……。なんと田中さんのひざの関節は、大学生のひざとまったくかわらないほど健康なものでした。

ということは、変形性ひざ関節症の原因は、加齢でもひざの使いすぎでもなさそうです。じゃあ何なんでしょう？

軟《なん》て骨《こっ》た！　意外な真犯人

そもそも、軟骨ってどんなものなんでしょうか。やわらかい骨であることはまちがいなさそうですけど……。と、思いきや、じつはこの軟骨、骨じゃなくて軟骨細胞という細胞が寄り集まってできているもの。

一つひとつの細胞は、コラーゲンとプロテオグリカンという物質につつまれています。コラーゲンは軟骨を硬めにたもち、プロテオグリカンはたくさんの水分を保持する役割をはたしています。「みずみずしいゴム」状ってことですね。とくにプロテオグリカンは大切なはたらきをしていて、この水分によってひざ関節がなめらかに動けるというしくみなんです。

ではなぜ、その大切な軟骨がはがれてしまうのか？　年をとるからでも使いすぎでもないとしたら、いったい何なの？

それはですねえ……、軟骨細胞が死んでしまうからなのです。死因はというと、なんと窒息！　軟骨細胞も酸素なしでは生きていられません。はがれていたのは、酸素がなくなって死んだ軟骨細胞だったのです。ただ、軟骨細胞には神経が通っていないので、死んだりはがれたりしただけでは痛みはありません。

じゃあ、なんで歩けなくなるほど痛むのか？　それは、はがれた軟骨が、ひざをつつんでいる滑膜《かつまく》にぶつかることではげしい炎症が起きるからです。

さあ、ここからがひざ痛の無間《むげん》地獄のお話です。滑膜に炎症が起こると、そこには痛みを引き起こすサイトカインという物質があらわれます。なんと、このサイトカインがおそろしいことをしてくれるのです。なんと……ひざの軟骨細胞を殺してしまうのです。すると、そのせいではがれた軟骨が、また炎症を起こす。そうなるとサイトカインが出て痛いうえに、またまた軟骨細胞が死んではがれる。そうなるとまた炎症が起きてサイトカインが……。まさに、何てこった状態におちいってしまうのです。

ところがところが！　話はまだここでは終わらないんです。

さて、ここで87ページの「クイズ・ひざ痛の真犯人」を思い出してください。ひざ痛の従来の治療法のうち、かえって悪化させてしまいがちなのは、どれだと思いますか？　話の流れから考えれば、とうぜん、ひざに酸素を送るのをさまたげてしまい、軟骨細胞を殺してしまう原因となるもの、ですよね。

ヒントをさしあげましょう。酸素はどうやってひざまで送られるでしょうか？

そう、血液によって送られますよね。酸素の量が不足するのは……、血流が悪くなったとき！

もうわかりましたね。答えは「安静」です。え？　ひざが痛いなら安静にするのはあたり前じゃないか！　と思いますよね。でも、そこが無間《むげん》地獄のこわいところ……。

無間地獄！　痛みスパイラル

動かせば痛いし、医師からも安静にしなさいって言われているんだし、ふつうは安静にしますよね。でも、それが血流量低下という思わぬ事態をまねいていたのです。で、酸素不足で軟骨が死んで（以下ちょっと省略しますが）痛みがまして、安静にするからまた軟骨が死ぬ……。これが痛みスパイラル。ひざのためにと思って休めば休むほどどんどん悪化していっちゃうんです。だから、病院に通って水を抜いたり、一時的な痛み止めをほどこしても、「根本解決」とはほど遠い治療になっていたケースが多々あったのです。長引くばかりか悪化するばかりだったりもするわけです（注：安静が必要な場合もあります）。

ちょっと待った!! 安静がだめだっていうんだったら、ひざが痛んでも無理やり動かせってこと？ なんて思わないでください。痛みをこらえてひざに負担をかけたら、悪化することもあるし、何よりもそんなつらい治療は続けられません。「痛みを感じない程度の運動」をすればいいんです。

番組で提案したのは、足上げ体操。その方法は、左右の足を20回上げ下げするだけ。ひざを曲げる必要はありません。そんなんで効果があるの？ と思うかもしれませんが、しくみはこういうこと。

足の上げ下げをすれば、足全体の血流がよくなります。そうすると、はがれおちていた軟骨のかけらは、血流によってどこかへ流れ出ていく。つまり、痛みの原因がなくなっていくという、すばらしい効果があります。もちろん血流がよくなると、軟骨細胞に酸素がとどけられるってことだから、軟骨は元気になり、プロテオグリカンもたくさんつくられるようになります。続ければやがてひざを曲げられるように！　さらにそうなると、状況に合わせてひざを曲げる運動もとり入れることができます。すると、ひざの血流がますますよくなり、健康な軟骨ができていくのです。地獄におちていく「らせん階段」しかないかと思ったら、気持ちよーく回りながらの「上昇気流」もあったんです！

この体操の効果は、日本整形外科学会でもみとめられています。140人を対象におこなった実験で、2か月間、足上げ体操を続けた人のひざの痛みは、内服薬だけで治療した人よりも小さくなったという結果が出ているのです。最近は、こうした運動をとり入れた治療も普及しつつあります。

くりかえしますが、痛いのに無理にやってはだめ。痛みを感じない範囲でまずは2か月続けること。痛みの具合に応じて、ほかの治療法をとり入れてもOKです。

さて。大人になったらかかる病気の中でもとくに高齢に近くなってふえる、この変形性ひざ関節症をこの本でとり上げたのには理由があります。

それは若い人にぜひ知っておいてほしい言葉があったから。「廃用症候群」と

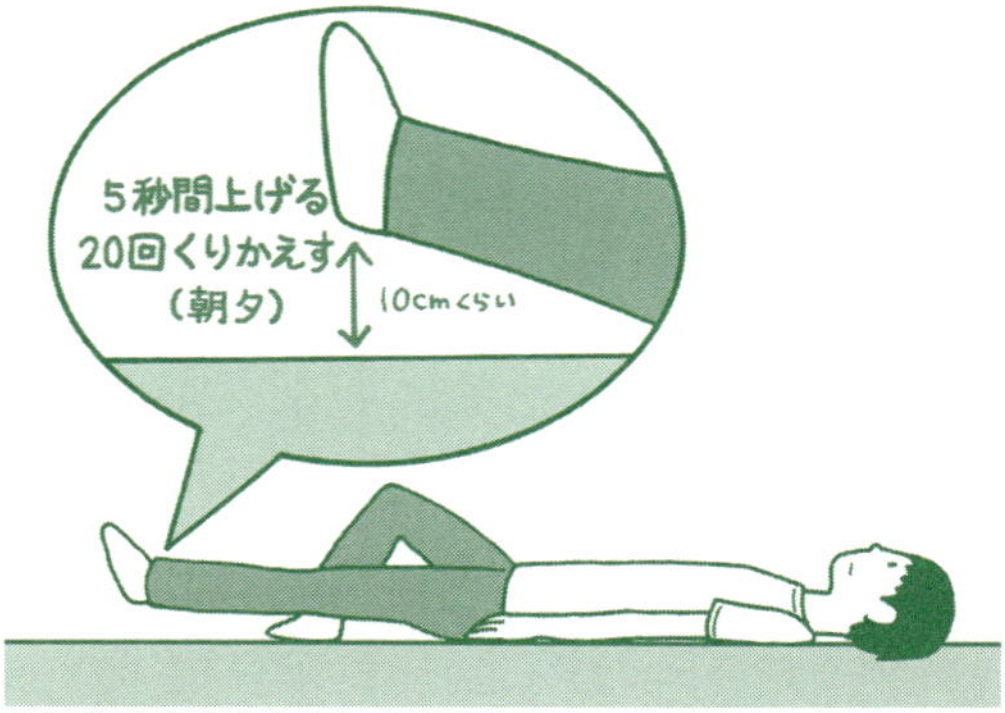

●**足上げ体操の方法**

ゆかの上にあおむけになり、かかとを10センチ程度上げて、5つ数えてから下ろす。これを朝夕、20回ずつ。ひざは曲げても曲げなくても、自分のラクなほうで大丈夫。腰に負担がかからないように、反対の足を立てておくのがコツ。

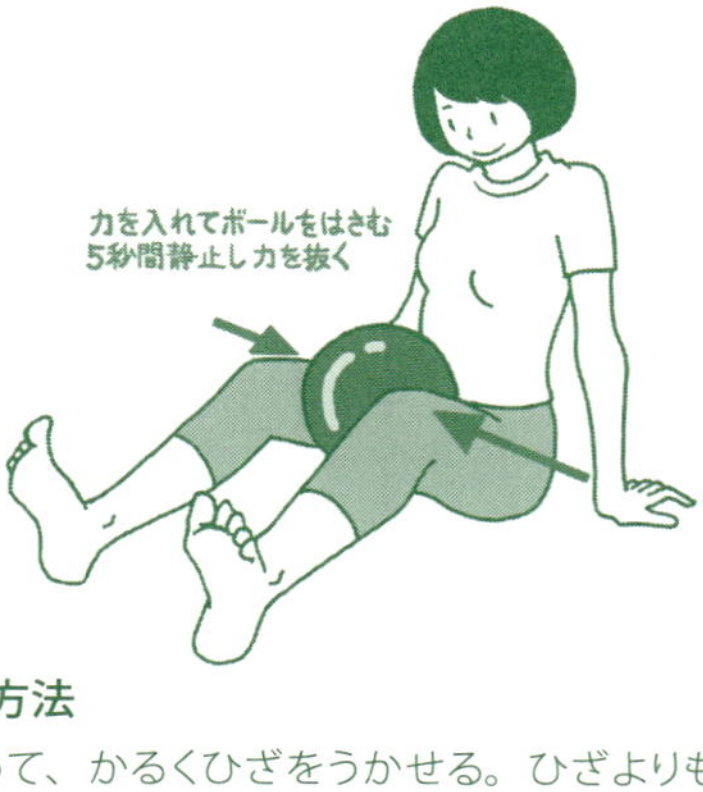

●**ボール体操の方法**

ゆかの上にすわって、かるくひざをうかせる。ひざよりも上の位置、太もものあたりにボールを置き、5つ数える間、ボールを足ではさむ。ポイントは、力をいれているあいだに、息をはくこと。声を出して5つ数えれば自然にこの呼吸ができる。

いう言葉です。

「用いることが廃止されると起こるさまざまな病気」、すなわち、からだはちゃんと使っていないと逆にダメになっちゃうということです。

腰痛・ひざ痛も1つの典型ですよね。安静を続けすぎると、ますます病状が悪化するばかりか、やがて足の筋肉が細り、足もとがおぼつかないからと外出がへれば元気もなくなり食欲もおちる。やがては本当に寝たきりになってしまうかもしれません。ほかにも、声が少しかすれたからと声を出さないとますます声帯が細ってどんどん声が出なくなるとか、歯が悪くなったからあまりかまないでいると、唾液がへって感染症にかかりやすくなったり、内臓のはたらきまで悪くなるなどなど、おそろしい「下りのらせん階段」は、いたるところにあることが、最近になってわかってきたのです。その背景には、医療や社会のしくみが進歩して、「つじつまあわせの治療」ができるようになったこともあります。一方で、長寿世界一を記録した故泉重千代さん（享年１２０）が、１０４歳でも畑仕事をしていたなど、「からだを使うことがもたらす健康もある」ということを、何かの機会に思い出していただきたいのです。あなたの家族のためにも。

ガッテン

病状訓

一、慢性的に痛む場合、かならずしも
安静がいちばんとはかぎらないと心得るべし。

一、「治療のための治療」が続くなら、
ときとしてセカンドオピニオンを求めるのもよし。

一、「廃用症候群」に注意。そもそもからだは使わなければ
機能がおとろえるようにできていると心得るべし。

予防ノート

●はがれおちた軟骨細胞が、滑膜に炎症を起こすのがひざ痛の原因となる。痛いからといって安静にしすぎると、軟骨細胞はどんどんはがれおち、炎症悪化、痛み物質増加の悪循環におちいることも。

●ひざに負担をかけない運動で、足の血流をよくすることが大事。

●軟骨は、はげしいスポーツなどでもはがれおちる。まずは医師の相談を受け、適切な治療を。

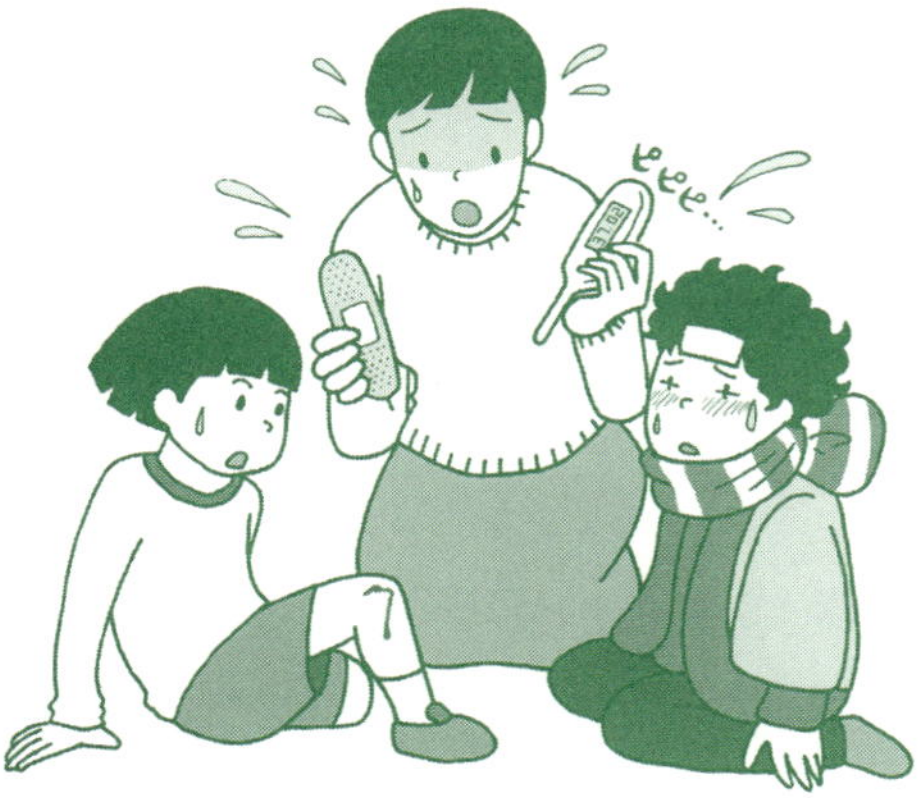

すり傷・きり傷 & 体温測定

けがと微熱の非常識って……、なんだそりゃ!?

問題

1 世界ではじめての体温計はイタリアでつくられたが、それはいつごろ?

□ 奈良の大仏ができたころ
□ 江戸幕府が開かれたころ
□ 黒船がやってきたころ

2 日本の「体温計発祥の地」はどこ?

□ 長崎県
□ 高知県
□ 山口県
□ 横浜市

3 「傷」と同じ意味を持つ言葉、「けが」。では、「けが勝ち」とはどういう意味?

□ 負傷しながらも、なんとか勝つこと
□ 相手に傷を負わせて勝つこと
□ 強い相手に思いがけず勝つこと

知ってた？「習慣の奴隷《どれい》」という言葉

どの家庭でも、ちょっとした病気にかんする「常識」がありますよね。かぜをひいたら卵酒を飲むとか、最近はきかなくなったけど、やけどをしたら味噌をぬるなんてのもありました。

でも、それってほんとうに効果があるんでしょうか？　たとえば、昔は、突き指をしたら指をひっぱるなんていわれてましたけど、そんなことすると神経を傷つけることもあるし、脱臼《だっきゅう》の可能性だってあります。ハチに刺されたらおしっこをかけるとアンモニアが毒を中和してくれる、なんてのもまったくのまちがい。ハチの毒は酸ではなく、アミノ酸をベースにした化合物（アミン類・低分子ペプチド・酵素類）なので、中和も何もあったもんじゃないのです。

生活科学番組「ためしてガッテン」では「おばあちゃんの知恵袋」的な民間療法も、いくつも検証してきました。昔からの言い伝えがすごーく理にかなっていたと判明することもあれば、残念ながらいままで常識だと思っていた、あんなこと、こんなことが、じつは大まちがいだった！　ということも少なくありません。

ちなみに、ちょっとしたけがややけどをしたときに、アロエの葉を切ってはっておくというのは、効果ありだと思いますか？　じつはこれ、研究の結果では、アロエカルボキシペプチターゼという物質が、治りをはやくしてくれることがわかっています。ただし、その薬効成分は、葉の緑色の部分にふくまれています。

答え

1 江戸幕府が開かれたころ
世界ではじめて体温計ができたのは1609年。イタリアの医学者が発明した。

2 山口県
1883（明治16）年、現在の山口県防府市で、製造がはじまった。それまで国内でつくられていたものとちがい、からだから離しても体温表示が下がらない画期的なものだったため、防府市が「体温計発祥の地」とされている。

3 強い相手に思いがけず勝つこと
「怪我（けが）」には、「過失」「思いがけないこと」などの意味もある。「けが負け」とは、弱い相手に何かの拍子に負けてしまうこと。「けがの功名」とは、傷を負って手柄をたてることではなく、「過失が予想外に好結果を生むこと」をたとえたことわざ。

中身の白い部分だけを切り出して使っても、ほとんど意味はありません。まあやけどの場合は、「冷やす」という作用くらいは、多少期待できますが。それでいうと、やけどに味噌をぬるのも、冷やす効果くらいのもの。加熱処理していない味噌には雑菌も多いため、やけどにぬるのはやめたほうがいいでしょう。

そうした「言い伝え」系のものでなく、わたしたちが、なぜか常識のように感じてしまい、ふだんからなんとなくそうしてしまうことの中にも、まちがいはけっこうあります。「なんとなくこれまで通り」のことを指す言葉が、「習慣の奴隷《どれい》」。みなさんは奴隷になっちゃったりしていないでしょうか？ 今回は「大人の病気」からちょっと気分を変えて、からだの基本にかかわるお話、２つです。

乾燥派？ ぐちゅぐちゅ派？ けが治療

では、まずはちょっとしたけが治療にかんする新常識を紹介しましょう。その前に1つ質問。つぎの□に入る言葉を考えてください。

「けがをしたら□ておく。」

さて、どんな言葉が入ると思いますか？　「消毒しておく」とか、「放っておく」とか、いろいろ意見があると思いますが、多くの人は、「消毒してばんそうこうやガーゼをはっておく」のがふつうのようです。

この、あたり前だと思っていた治療法が大まちがいだったんです。

傷口を放っておくとぐちゅぐちゅした液体が出てきます。こうなると、なかなかかさぶたができてくれない。だからみんな、液体をふきとって乾燥させようとするんですが、あるサッカー選手が、そんな常識をくつがえす意外な治療法を教えてくれました。その治療法とは……。

まず、傷口を水で洗い流し、つぎに、食品用のラップを傷口の大きさにカットして、それをはりつけます。最後に、ラップをテープで固定する。……以上です。

こんな治療法、信じられないという人も多いでしょう。そんなことをしたら、傷口はむれてぐちゅぐちゅになっちゃう。

そこで、番組では、乾燥させるのと、ぐちゅぐちゅにするのと、どちらのほうがはやく治るのか、実験をしてみました。実験には「けが人」が必要ですが、そんなに都合よくけがをしてくれる人なんていません。そこで、番組のディレクターが実験台になって、お医者さんに幅2㎝×長さ4㎝の傷を人工的につくってもらいました。痛いけど、自分が企画したテーマだからしかたありません。

実験では、まず傷口の半分はそのまま乾燥させ、もう半分には滅菌処理されたラップ状のフィルムをはりました。そうして、傷口がどう変化するか観察したのです。2日め、乾燥させた傷口にはうすいかさぶたができてきました。一方、フィルムをはったほうは、まだ血がうっすらとにじんだ状態です。5日め、乾燥させたほうは大きなかさぶたができています。フィルムをはったほうは、血が止まって薄皮ができている。12日め、乾燥させたほうは、かさぶたがはがれはじめましたが、まだ完治していません。フィルムをはったほうは、……あれ？ もう治っています。乾燥させた傷口が完治したのはなんと17日めのこと。意外ですよねえ、乾燥させるのが常識だと思っていたのに！

じつはカギを握っているのは傷口にあらわれるぐちゅぐちゅした液体。いった

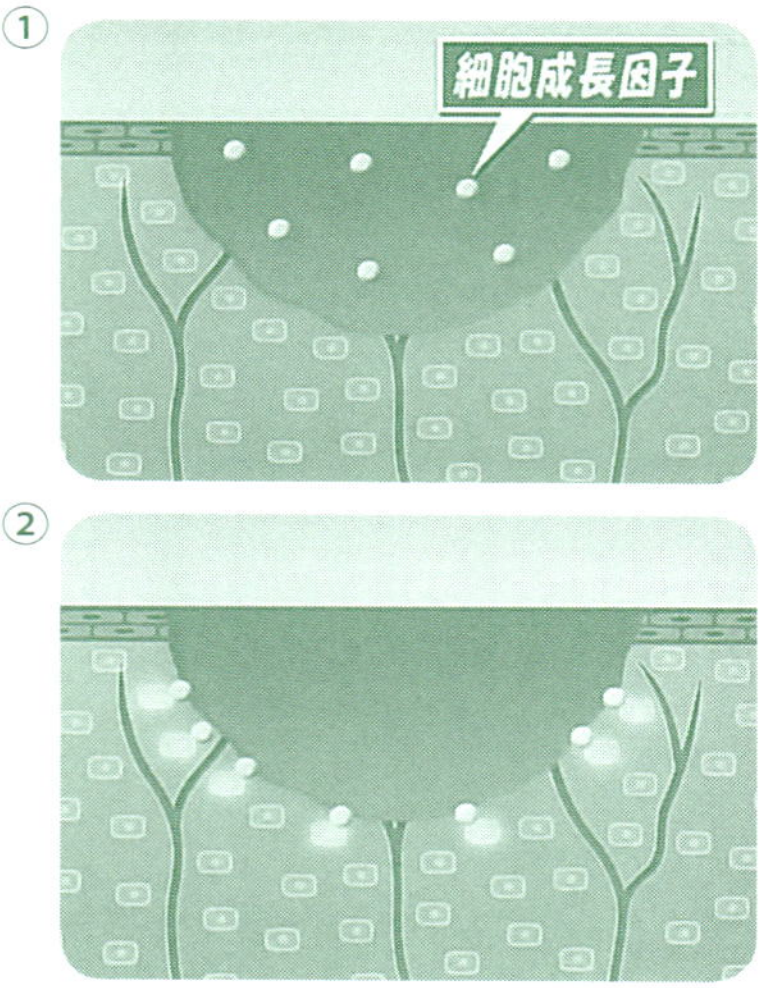

①②傷口に出てくる浸出液にふくまれる細胞成長因子が、まわりの細胞にはたらきかけると……。

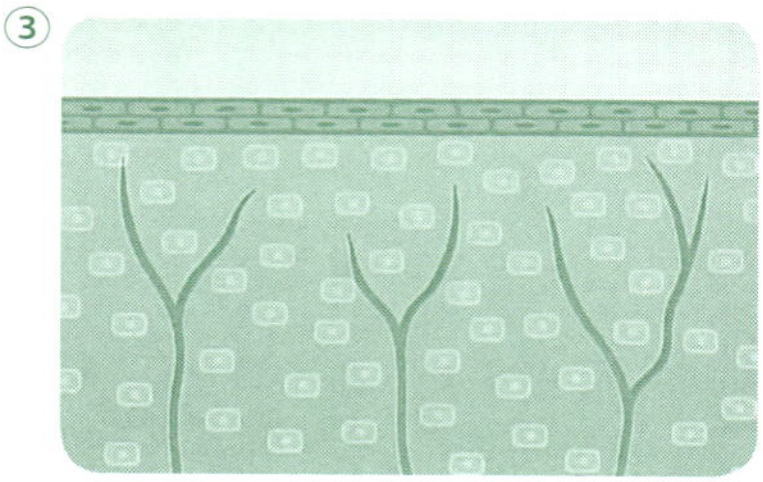

③細胞分裂が活発化して傷口が修復される。

い何なのかというと、けがを治す「お薬」だったのです。「浸出液《しんしゅつえき》」と呼ばれるもので細胞成長因子という物質がふくまれています。わかりやすくいうと、「おーい細胞くん。ここ、けがしているから増殖して治してよ！」というお手紙を、周辺の細胞に配りまくってくれる、ありがたい液体。この指令を受けた細胞たちが増殖するから傷口がふさがるのです。そんな大切なものをぬぐいさっていたなんて……。

ついでにお話しすると、かさぶたというのはけがをした際の応急処置としてとりあえず血液の流出を止めたり、雑菌の侵入を防ぐため、わたしたちのからだが自前でフタをしてくれているもの。だからかさぶたがはやくできることを願うこと自体は、まちがいとはいえません。ただし、いったんフタができるのを待ってから、そのフタを「ちょっとじゃまだよなー、まあ必要なのはわかるけど」と思いつつ（？）、細胞が増殖するため、治るのに時間がかかるのです。

文明社会になったおかげで、ラップのようなもので傷口を守るフタを代用してやれば、からだは安心して傷の修復に専念できるというわけです。

ガーゼや、一般的な救急ばんそうこうをはったりすると、その浸出液《しんしゅつえき》は吸いとられてしまいます。しかも下手するとガーゼを巻きこむようにして細胞が増殖を始めるため、とりかえる際にせっかくの新生細胞を捨て去るハメにも。

でも、医療の現場ではこんなこと、40年以上も前から知られていたんですって。それなのに、わたしたちは、「昔からこうだから」と、「習慣の奴隷《どれい》」になっていたってこと。

じゃあ、これからはけがをしたらラップをはるべきかっていうと、食品用のラップは、ＮＨＫの人間としてはおすすめはできません。海外では以前からラップタイプのばんそうこうが売られていましたが、日本でも最近は「ハイドロコロイドタイプ」のものが出回るようになりました。浸出液をつかまえて、傷口にあてがってくれる救急ばんそうこう。これで、安心ですね。

でも、おどろくなかれ、けが治療のまちがいはこれだけではありません。ん？まさか消毒しちゃいけないってことじゃないですよね。

いいえ、その「まさか」です！　消毒液は、たしかに傷口を殺菌してくれます。でも、そんなに威力のある薬が、菌だけを殺すって不自然だと思いませんか？

そうです。消毒液は、わたしたちの細胞まで殺してしまうのです。そのために、けがの治りがおそくなってしまう。だから、動物にかまれた傷など、深いところまで菌が入った場合や、よごれがはげしいときには必須だけれども、ふつうの傷の場合は流水でしっかり洗うだけで十分なのです。しみるのがまんして消毒してたのに……。

新しい常識をまとめましょう。傷には乾燥よりもぐちゅぐちゅが効く。もう１つ、消毒よりは水洗い、ということです。

え？　平熱が37℃？

みなさん、自分の平熱はご存じですよね。最近の若い人には低体温ぎみの人もふえたとかで35℃台の人もいるようですが、平熱といえばだいたい、36・5℃前後とこたえる人が多いと思います。そこで、その常識は正しいのか、番組で大実験。３００人の方の体温を調査してみました。その結果、いちばん多かったのは、なんと37℃前後。

え？　37℃も熱があったら学校や会社を休みたくなっちゃう人だっていますよねえ。おかしくないですか？

じつはこのとき、もう1つ検査をしていました。それは、べつの体温計で体温をはかってもらうこと。体温なんてどんな体温計ではかっても同じでしょ、と思ったら……。

結果はぜ～んぜんちがっていたんです。もう1つの体温計では平均の体温は

36・4℃。わたしたちの想像通りの平熱です。これってどういうことでしょう。

どちらかの体温計がこわれているとか、メーカーによって性能がちがうとかではありません。じつは体温計には2種類あるんです。

みなさんは、わきの下で体温をはかるとき、何分ぐらい体温計をはさんでますか？　3分？　5分？　まさか10分もはさんでいる人はいませんよね。では、左下のグラフを見てください。

これでわかるように、わきの下の温度が横ばいになるのは、はかり始めてから10分後なのです。だから、3分や5分はかっただけでは正確な体温を知ることが

体温大調査

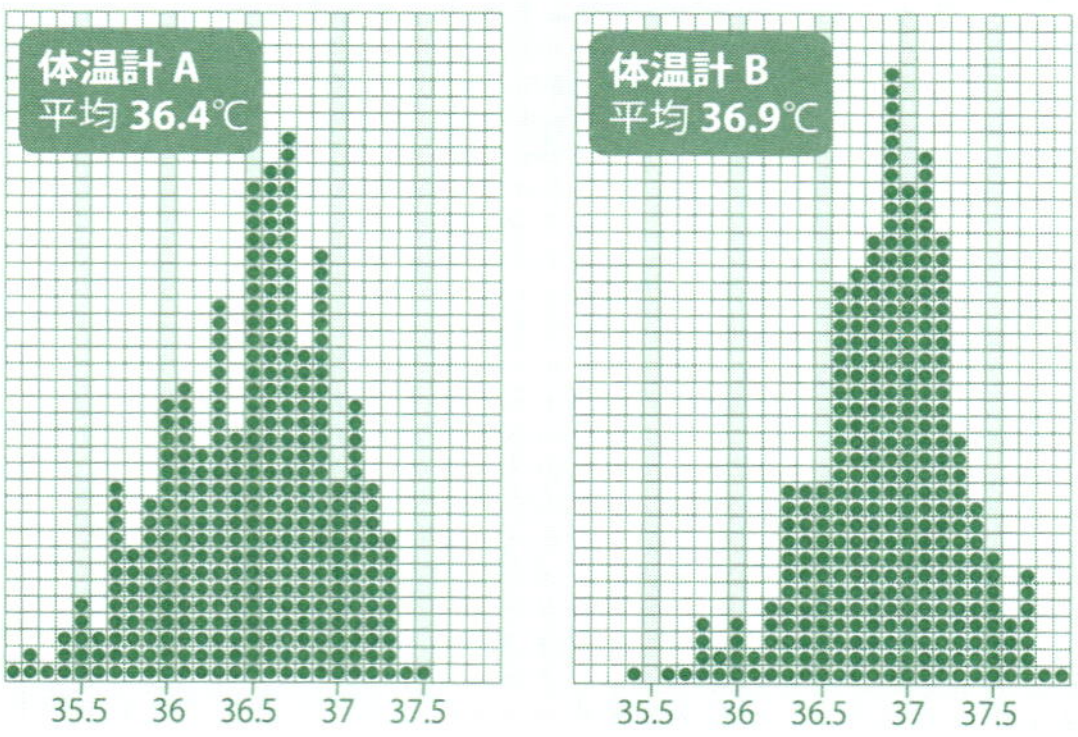

できない。なのに頭の中で「体温は3～5分はかるもの」って思っているから、そのときの体温が平熱だと信じてしまっている。その結果、われわれは自分の平熱を36・5℃くらいだと信じちゃっていたのです。

時間がかかる理由は、からだの内部の温度＝「深部《しんぶ》体温」が、簡単には、はかれないからです。やむなく、もともとあまり空気にふれていないわきの下を閉じて外部環境から遮断し、血液によって深部体温が表面に伝わってくるのを待っているのです。

でも、いまは電子体温計の時代。これなら短時間に正確な温度をはかってくれ

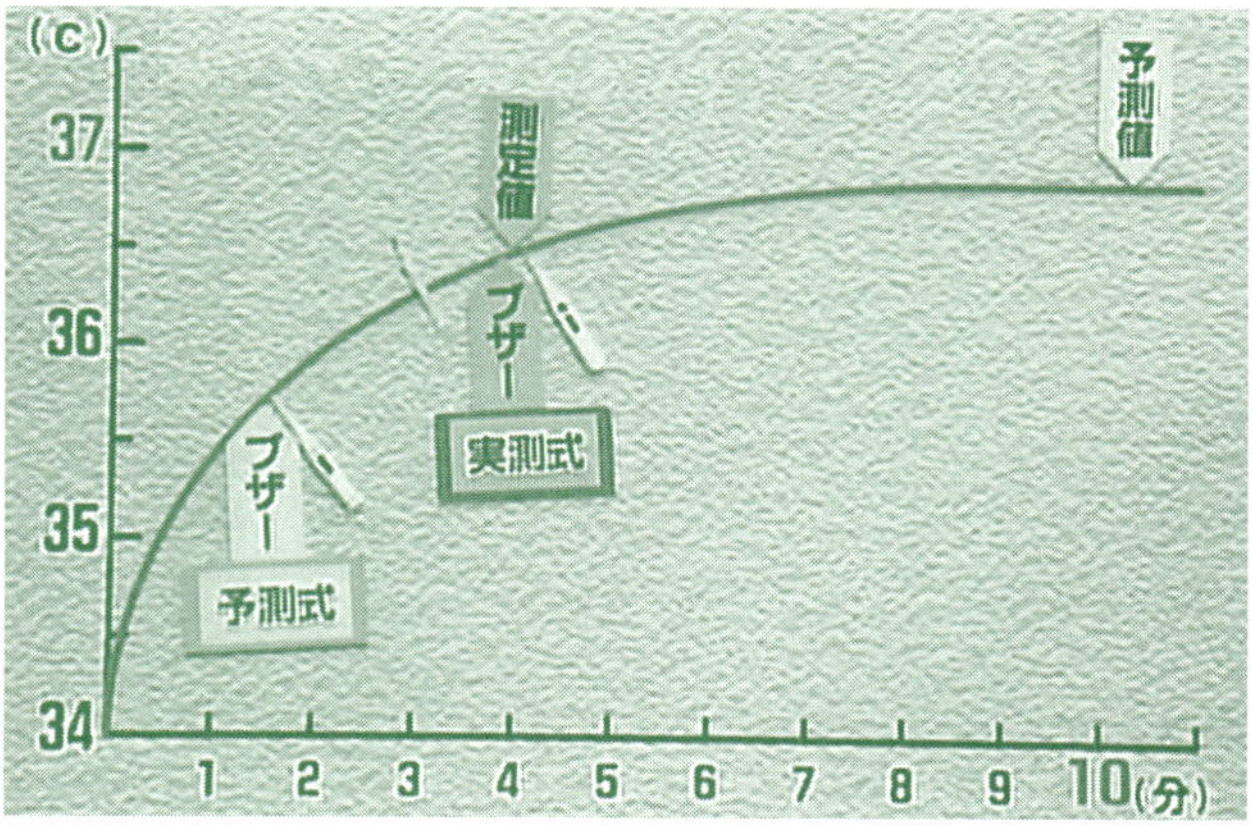

体温測定値の変化（わきの下）

るんじゃないかって思いますよね。ところが！　電子体温計には大きく2種類あるのです。１つは水銀の体温計と同じタイプの「実測値体温計」。３分はかったら、３分の時点の温度を表示します。もう1つは「予測式体温計」。これは1～2分はかることで、10分後の体温を予測して表示してくれます。だから、この体温計を使うと、自分が思っている平熱よりも高い温度が表示されちゃうってわけ。ん？　でもおかしいですよね。実測値体温計だと3分くらいでブザーが鳴っちゃうから10分後の体温はわからないし、予測式体温計だと1～2分でブザーが鳴って予測しちゃうわけでしょ。これじゃあ、電子体温計ではほんとうにほんとうの正確な体温ははかれないってことになりますね。

と思っていたら、ここでもわたしたち、「習慣の奴隷《どれい》」になっちゃってました。ブザーが鳴ったからってはかるのをやめるということ自体がたんなる思いこみだったのです。え～っ、という方、とりあつかい説明書をしっかり読んでみてください。「ブザーが鳴ったら体温測定が終了です」などとは、どこにも書いてありません。ブザーはあくまでも、「目安」でしかなかったのです。なので、そのまま10分待っていれば正確な体温をはかることができるってこと。知らなかったでしょ。もちろん、体温計を使う機会の多い人で、「目安」を知りたいだけならば、ブザーが鳴ったときでOKです。ただし大切なのは、自分が使っている体温計が、予測式なのか実測式なのか、理解したうえで使用することです。

ついでなのでもう1つ、体温計の正しい使い方を。

まず、わきの下の汗をふきとります。そして、体温計をわきの下にはさむ……といいますが、これは不正確。体温計はわきの下の中央より少し内側に「刺す」ようにあてます。体温計の先端全面が皮ふにふれるようにすることで、正確にはかれます。また、わきの下の中央より少し内側っていうのは、太い血管があるので、より深部体温に近い値が測定できるから。

わきをとじるときにも大事な情報が。それは、わきをとじたら、反対の手でかるくうでをおさえること。なぜかというと、はかっている側のうでで強くはさもうとすると、筋肉が熱を出してしまう可能性があるから。知らなかったでしょ。

ちなみに耳で一瞬ではかれるタイプのものは、赤外線センサーを利用して深部体温に近い値を計測しています。からだの中でもっとも温度が低い耳たぶのすぐ近くなのに深部体温……。不思議な感じもしますが、よくよく考えてみてください。耳の穴はいちばん大事な脳にもっとも近い場所でもあるのです。ただしちょっとずれると低めの値が出るのでご注意を。

それにしても。日本人の平熱は36・5℃で、37℃もあったら微熱……。こんな旧常識がなんで浸透してたのか。理由の1つは、水銀式の体温計の「37」の数字だけが、赤で大きく書かれていたからかも。メーカーでは「平熱はここですよ」のつもりだったんでしょうけど、いかにも「こりゃまずいかもの目安ですよ」って感じにも思えますもんね。世間の常識って、やっぱり多少はうたがう目を持つことが必要ですね。

ガッテン
病状訓

一、体温測定や、すり傷の手当て程度の
ありふれた場面にさえ「目からウロコの新常識」あり。
「これまで通り」をうたがってみたほうがよい事例は、
ありふれたことにこそ多いと心得るべし。

一、ちょっとしたけがは、からだの再生機構の
「すばらしさ」を知る好機と心得るべし。
「非常識」な行為でじゃまをしないこと。

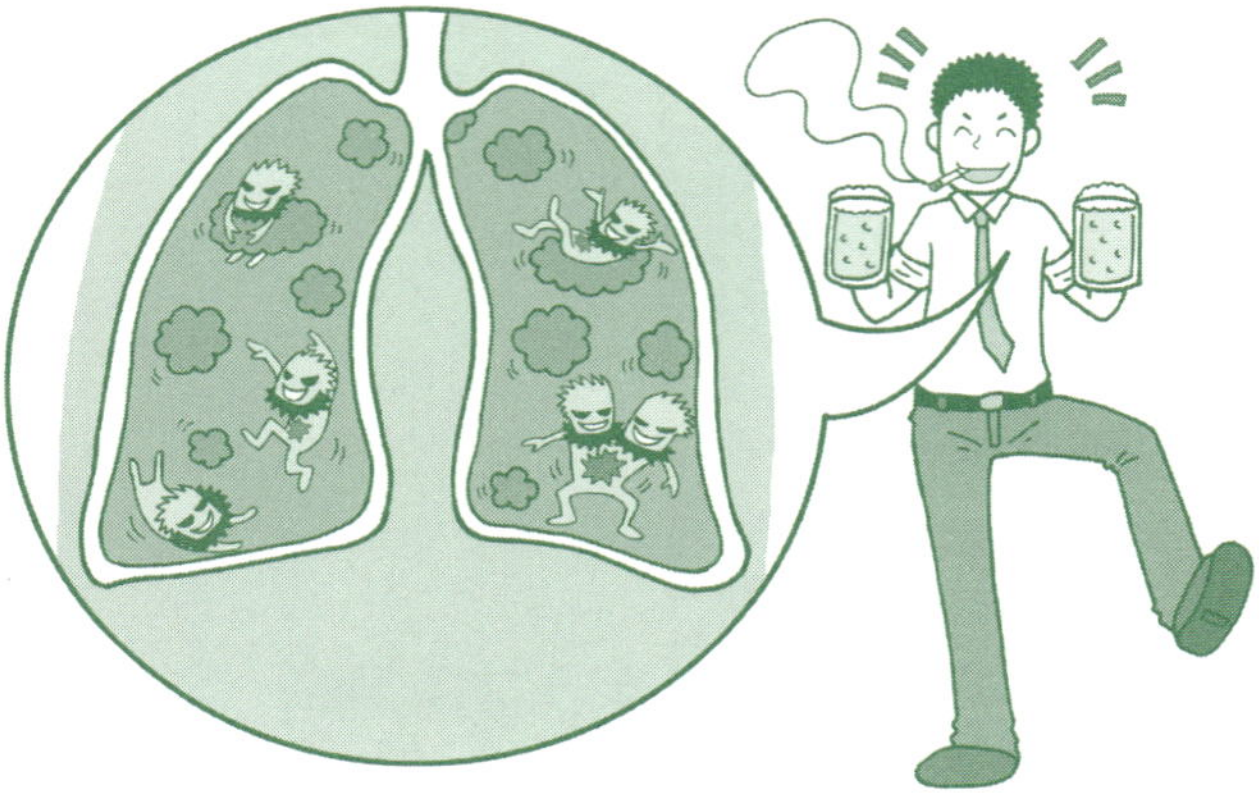

がん①

2人に1人が、がんになっちゃうのは、なぜだ!?

① 推定患者数　② 死亡数　③ 病気になりやすい年代

肺がん　①131,000人　② 66,820人　③ 50〜60代(とくに喫煙者)

胃がん　① 213,000人　② 50,160人

③ 50〜60代に多いが20、30代でも発症する

大腸がん　① 235,000人　② 43,011人

③ 50代以上、高齢になるにつれて高まる

問題

1 がんは英語で「cancer《キャンサー》」だが、その語源となったのは?

□ ギリシア語のライオン
□ ギリシア語のカニ
□ ギリシア語のヘビ
□ ギリシア語のサソリ

2 がんにならない臓器は2つある。1つは心臓。もう1つは何か?

□ 目
□ 膵臓《すいぞう》
□ 手足の筋肉
□ 小腸

3 「ガッテン」ではがんの実態を伝えるために、ある食品を使って表現した。日本人の食卓になじみ深いその食品とは?

がんになるかならないか。それを決めるのはなーんだ⁉

ズバリお答えしましょう。あなたが、あるいはあなたの家族ががんになるかならないか、それを決めるのは、「運」です。「亡くなってる人も多いのに不謹慎な」としかられちゃうかもしれないのに、「ためしてガッテン」では大胆にもそう宣言しました。

えっ、科学番組なのに「運」ですませちゃうわけ⁉ って感じですか？ でもどんなに気をつけて生活していてもなる人はなっちゃうし、タバコがんがん吸って不摂生のかぎりをつくしているのに、１００歳をこえる人もいますよね。「運」としか言いようがないじゃないですか。

ご存じのとおり、がんは日本人の死亡原因の第1位。毎年毎年30万人、３人に1人ががんで死んでいます。こんなに医療が発達している日本で、どうしてこんなに多くの人ががんになるのでしょう。それは、長生きだからです。長く生きるうちに、がんになる率はどんどん高くなって、2人に1人はがんができる。がんができても、ほかの病気で亡くなる人もいるから、がんの死者は3人に1人なのです。逆に医療があまり普及していない途上国では、がんによる死者はそれほど多くありません。がんになる前にほかの病気になってしまうから。そう、日本人は、がんになるまで長生きするようになったということなんです。

答え

1 ギリシア語のカニ

ヒポクラテス(紀元前460〜377年頃のギリシアの医者)が、患部の形が似ていることから、がんをギリシア語のカニ「karkinos」と表現したとされる。

2 小腸

まったくないわけではないが、きわめてまれ。なぜこの2つがほとんどがんにならないか、理由はまだ解明されていない。

3 お米

ご飯ががんにどんな関連があるのか、くわしくは本文で。

がんは、大きさ100分の1㎜のがん細胞が何十億と固まってできています。

がん細胞は細胞分裂が大得意。どんどん分裂、増殖して巨大化すると同時に、あちこちに移動して移動先の臓器でまた増殖します（これを転移といいます）。こうしてさまざまな臓器が機能しなくなってしまうため、死にいたるのです。

では、がん細胞はどこからやってくるのでしょうか？　たとえば、肝臓がんにかかった牛や豚のレバーを食べたらがんになるでしょうか？　なりません。がんは外からくるのではなく、からだの中でできるもの。わたしたちの健康な細胞が、ある日とつぜんがん細胞に変身してし

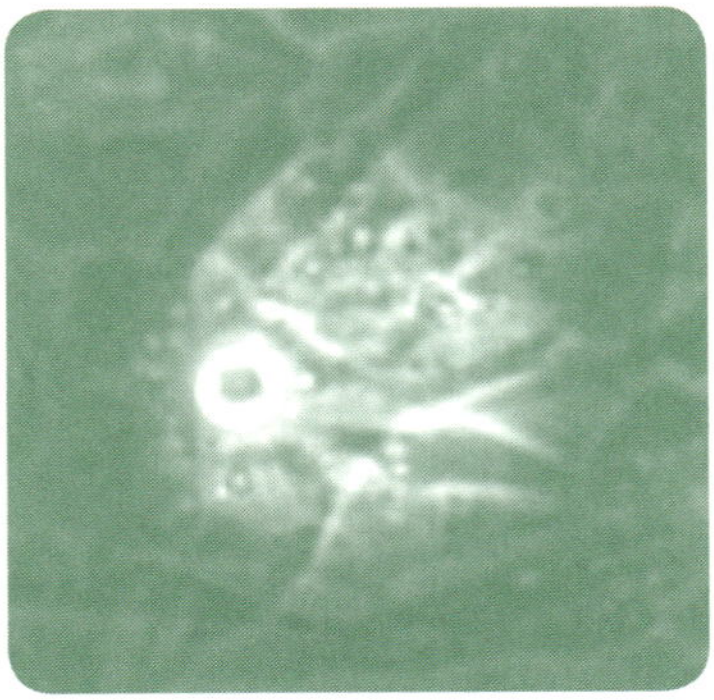

正常細胞から丸いがん細胞が
生まれた瞬間。

まってできるものなのです。いったいどうして？　なぜそんなものに変身しちゃうのでしょうか？

人間のからだは60兆個もの細胞からできていて、細胞は日々、分裂を続けています。細胞は一つひとつが遺伝子と呼ばれる設計図をもっていて、新しい細胞はその設計図通りにつくられます。ところが、この設計図が傷つき、書きかえられてしまうことがあります。そんな設計図にしたがって細胞をつくったら、おかしな細胞になってしまいますよね。このおかしな細胞こそが、がん細胞です。

じゃあ、だれがおかしな設計図にするかというと、それが発がん物質。タバコ

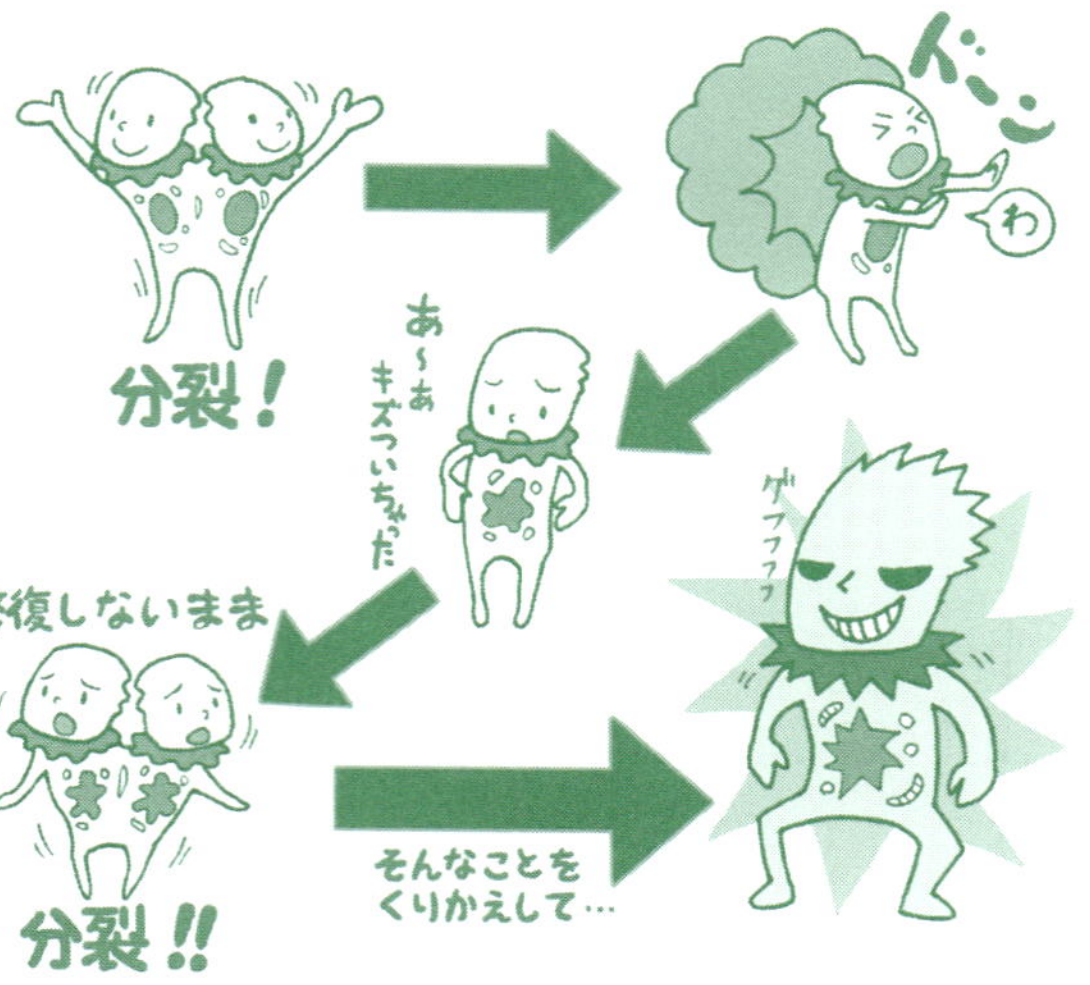

がん細胞のしくみ

の煙や紫外線、放射線、排気ガス、かたよった食事などが遺伝子を傷つけて設計図を書きかえてしまうことで、がん細胞ができてしまうのです。

お医者さんを守れ！

ならば発がん物質を体内に入れなければいいと思いますよね。でも、残念ながらすべての発がん物質を避けて生活することはできません。空気を吸って、食べ物を食べて生きているかぎり、発がん物質から完全に逃れることは不可能。わたしたちの細胞は、みんな多かれ少なかれ、発がん物質の攻撃を受ける運命にあるんです。

でも、そこは人体のすごさ！　ちゃーんと設計図を修復してくれる機能もあるんです。それが、「修復遺伝子」。いわば、細胞のお医者さん。発がん物質によってこわされた遺伝子をしっかり治療してくれます。だからかんたんにはがんになったりしないのです。

じゃあ、がんになる人とならない人がいるのはどういうことか。ここからが大事なところです。

人間の細胞には遺伝子が約2万個あり、その中に200ほど修復遺伝子があることがわかっています。いってみれば人口2万人の村に、お医者さんが200人いて、みんなで平和に暮らしているイメージ。そこに村人を無差別に攻撃してくるならず者、発がん物質があらわれる。ならず者は1人だけのときもあるし、10人で来ることもある。こいつらが毎日のように罪もない村人を傷つけます。つぎつぎに運ばれてくるけが人をお医者さんが必死に治療してくれているおかげで、わたしたちは元気に生活できるわけです。でも、ここで問題が1つ……。

お医者さんが攻撃されたらどうするの？　ってこと。そうなったらけが人を治せません。つまり、この村の命運はお医者さんが無事でいられるかどうかにかかっているワケです。

でも、残念ながら医者だけを守ることはできません。敵は相手を選ばず無差別に攻撃します。2万人に200人ってことは、100人に1人がお医者さん。微妙な数字ですよね。毎日攻撃されればあたりそうな気もするし、あたらないような気もする。そうそう、だから「運」なんです。目に見えない細胞の中にある遺伝子の、どの部分に傷がつくかなんて、とうていコントロールはできません。

さて、ここが考えどころです。「運」でしかないことではあるけれども、なんとかお医者さんが助かるためにどうするか……？

それは、お医者さんが助かる「確率」を高めることです。敵の数が多いかどうか、あるいは敵の武器が何なのかによっても大ちがい。もし相手の武器が竹や木の棒程度ならなんとか避けられそうだけど、鉄砲だったらやられそう。いや、鉄砲をもっていても1人ならまだ大丈夫そう。でも、100人だったらだめかも……。もうおわかりですね。これは自分の心がけしだいで変えられることです。

たとえば、喫煙することは数百種の武器をもった敵を日に何度も村におまねきしているようなものですね。塩は発がん物質ではありませんが、とりすぎると敵が侵入するためのルートをつくることになります。

ほかにも避けられるものはあります。紫外線や残留農薬、大気汚染などなど、がんの原因とされるものを極力避ける生活をすれば、村には弱っちい敵が2〜3

人来るだけですむということになります。また、野菜を多く食べると、敵の武器を無力化してくれます。お医者さんが助かる確率が高いのはどちらの村かというと……。いうまでもありませんよね。

現在、日本で2人に1人という高い確率でがんにかかってしまう理由は、避けられる発がん物質を少しでも避け、健康的な食生活を心がける人がまだまだ少ないからなのです。

がんになるかどうかは「運」です。でも運だからこそ自分の手で、がんになる「率」をコントロールすることが大切なのです。あなたの体内の村はどちらに近いと思いますか?

運「命」は、自分の手で変えられる

だけど悲しいかな、どんなに摂生しても、タバコを1本も吸わなくても、やっぱりがんになる人はなる。最後の最後は「運」だから。でも、「運」でもなんでもなく、自分の手でしっかりと変えられるものがあります。それは、「がんで死ぬか・死なないか」。

がんで死なないために大切なのが「早期発見」であることを知らない人はいませんよね。でも、それなのに毎年30万人もの人ががんで死んでいます。これってどういうことでしょう？

その答えは、早期発見が大事なのは知ってはいても、何もしない人が多いからです。亡くなる人が3人に1人なんだから、身近に感じた経験はほとんどの人があるはず。なのに検査にも行かないいちばんの理由は、なぜか「自分だけは大丈夫」だと思っちゃうからでしょう。で、検査しないから見つかったときにはもうおそい。

検査の大切さを、電卓で感じてみましょう。がんの始まりは、たった1個のがん細胞が生まれること。がん細胞は、100日に一度分裂するといわれています。つまり、100日ごとに2倍になるんです。電卓で「×2＝、×2＝」とやってみてください。1×2＝2個（100日）、2×2＝4個（200日）、4×2＝

8個（300日）……1024個（3年後）……209万7152個（6年後）……10億7374万1824（9年後）。

最初はちょっとずつしかふえないのに、途中からは、あっという間にすごい数になりますね。本当に電卓使って、やってみてくださいよ。大事なことだから。

ガッテンでは「大きさ」の変化を具体的にイメージしてもらうためにお米を使いました。1粒のお米が100日かかって2粒になり、1年後には8粒……3年たっても小皿にしきつめた程度（1024粒）だったものが、9年後には、なんと！　お米20ｔ分になります。よくある10㎏入りの袋だと2000袋。教

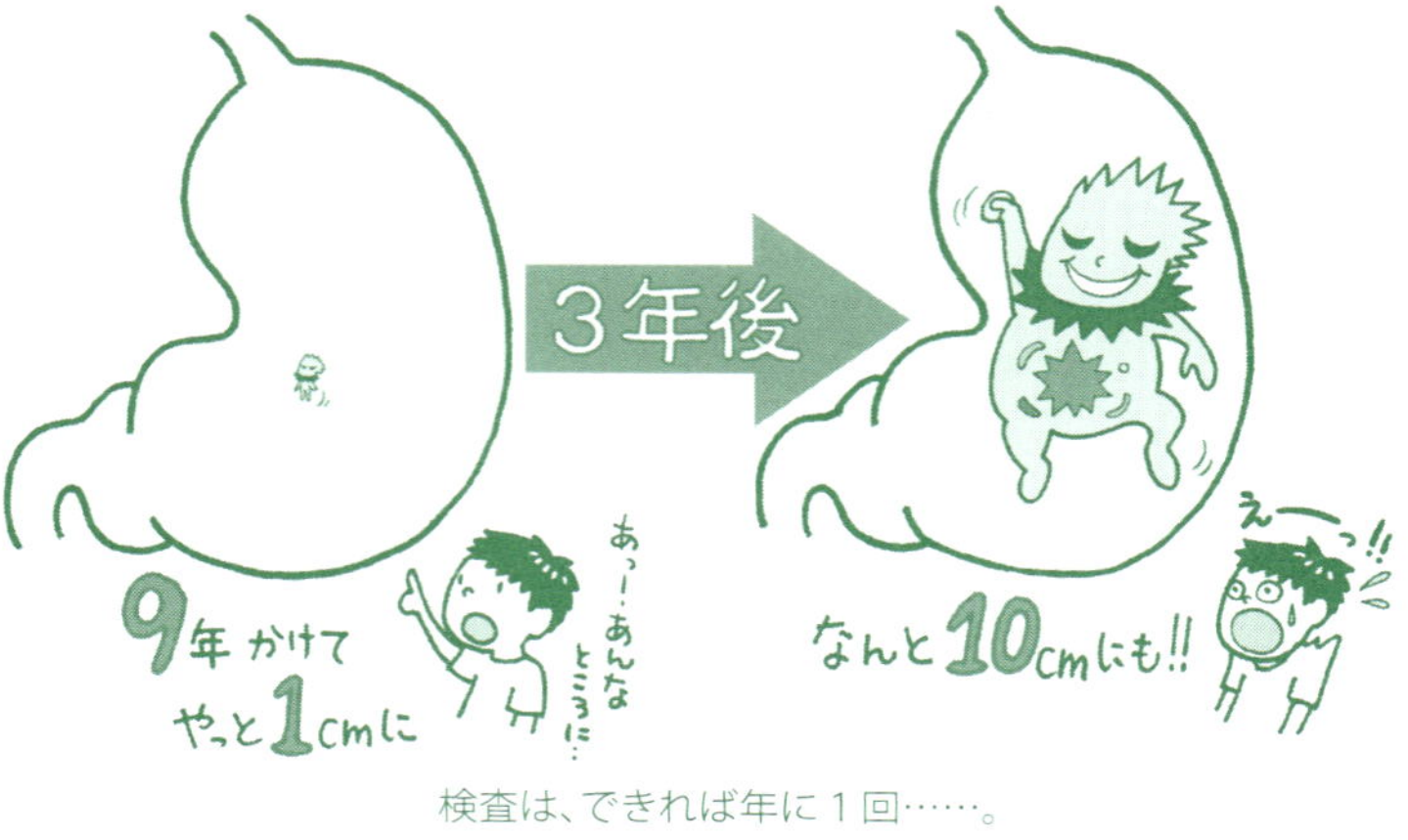

検査は、できれば年に１回……。

室1つ、お米でぎっしり状態（10億7374万1824粒）です。で、じつは、がん細胞がこの数までふえたときが検査で発見される初期がんの大きさ、1㎝角の立方体にあたるのです。最初の1個が生まれてから9年後、×2、×2を30回くりかえしたころです。9年かかってようやく1㎝……けっこう「ゆっくり」な気がしますが、そのふえかたでそのままいくと、このわずか3年後には10㎝角（＝1ℓ）まで大きくなることになります。この間に検査を受けとかなきゃ、たいへんなことになる。それが、がんの性質です。

がんになるかならないかは、なってからじゃないとわかりません。しかもある程度の大きさにならないと。でも、ある程度の大きさになると、巨大化まではあっという間です。巨大化する前に見つけるには……たびたび検査を受けるしか、とるべき方法はないってこと。よ～くわかってもらえましたね。

検査の技術は日々向上しています。1㎜程度のがんが発見される場合もありますし、がんの種類によっては検査で100％防げるものもあります。治療技術も飛躍的に進歩しています。これだけ医療がすすんだ日本で、3人に1人ががんで死ぬなんて、異常といえば異常ですよね。

検査を受けない理由をたずねてみると、おかしなものがけっこうあります。その1つが、「がんだとわかるとこわいから」……ですって。何か月も激痛に苦しみながら死ぬのとどっちがこわいか、大人でもわからない人がいるんですね。

あと多いのは、「検査費用がもったいないから」。

大人って不思議なもので、「自分ががんで死んだときのために」と、けっこうなお金を払って医療保険に入っている人が多いんですよ。保険料だけ払って検査もしないなんて、自分の命よりも、保険金の方が家族がよろこぶってことですかねえ。

それでいて、いざがんだとわかると、「お金はいくらでも払いますから助けてください」みたいな……。早期治療なら費用もまったくちがってくるのにね。

「がんにならない」ではなく、「がんで死なない」。そのためには、がんを自分と無関係なものだとは考えないこと。これにつきます！　ここまでのところ、ガッテンしていただけたでしょうか？

ガッテン

病状訓

一、がんになるかならないかは「運」しだい。
だが、自分の力でがんになる率を下げることは
可能だと心得るべし。

一、がんになるかならないかは「運」しだい。
だが、がんで死ぬか死なないかは
「自分」しだいだと心得るべし。

予防ノート

●喫煙などの、がんの危険因子は可能なかぎり避けること。また、適度な運動や、野菜を多くとることはがんの予防になることがわかっている。

●それでも完全にがんを防ぐことは不可能だから、定期的に検診を受け、早期発見につとめることがもっとも大切である。

●日本人の場合、2人に1人は、がんをわずらっているという現実をきちんと直視すること。

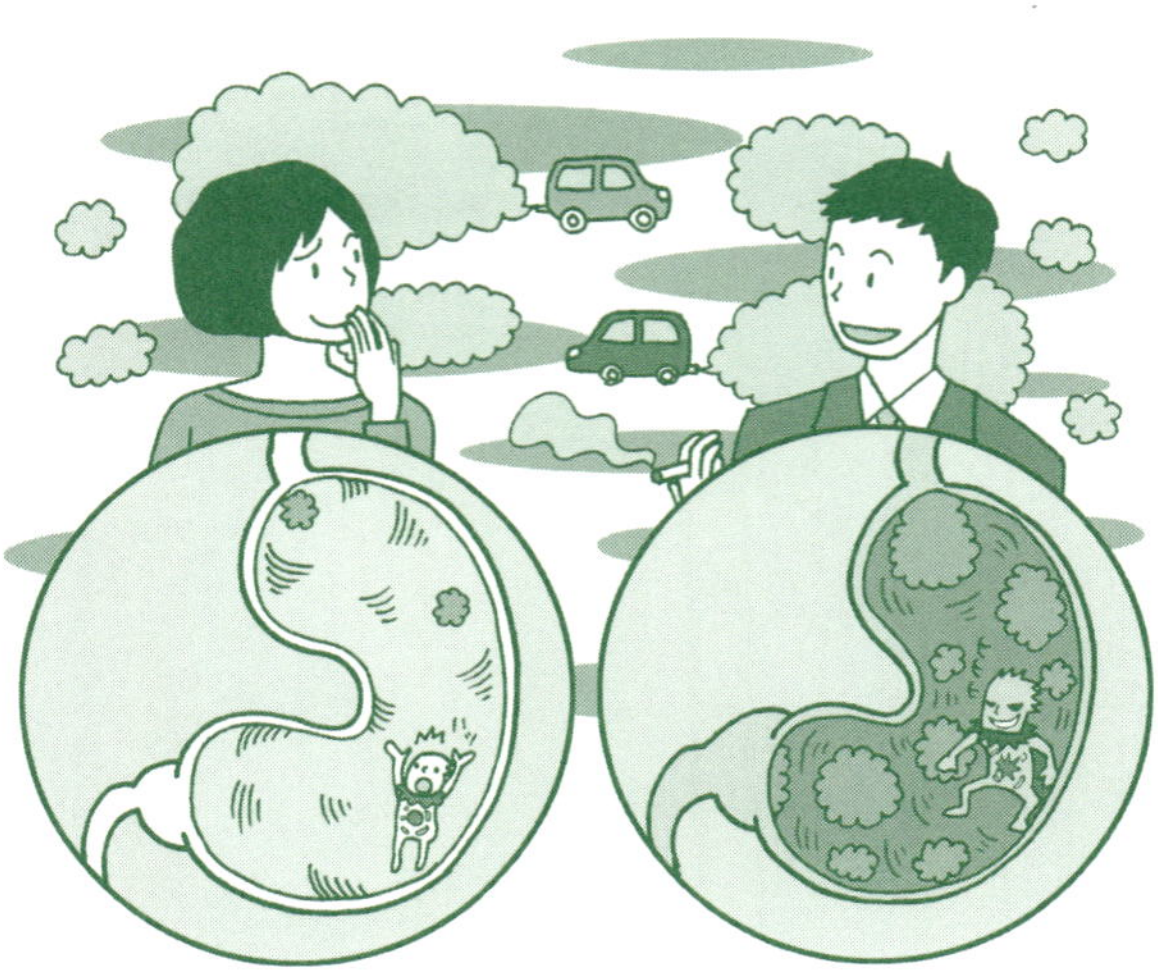

がん②

そういえば、
がんで死んじゃうって……
なぜだ⁉

問題

1 がん細胞の特徴は?

- □ 正常細胞を食べる
- □ 遺伝子がない
- □ 大きさが巨大
- □ なかなか死なない

2 がんになるリスクが高いものは何?

3 漢字で書いた「癌」のやまいだれの中身の「嵒」は何を表す?

- □ 皮ふにできるおでき
- □ おはらいに使う鈴
- □ 高い山の山頂
- □ ごつごつした岩

がん細胞の4つの能力

がんがこわい病気で、多くの人ががんで命をおとしていることを知らない人はいないでしょう。でも、がんがどんな病気なのかということをちゃんと知っている人は意外と少ないかもしれません。知らないでやみくもにこわがるのではなく、敵を知ってそれに負けない対策をとる、というのも必要ではないでしょうか。

たとえば、こんな調査結果があります。乳がんになった女性の5年後の生存率を調べたところ、「がんになったことをなやんでいる」という人の生存率が70％であるのに対して、「がんになったことをなやんでいない」という人の生存率は80％だというのです。がんについての知識をもたないまま、不要なストレスを抱えてしまうことは、がん治療にもマイナスの影響をあたえるということです。がんとはどんなものなのか、どんな特徴があるのか、そして、なんで人間はがんで死ぬのかということを知っておくことも大切なのです。

がん細胞とは、もともとはわたしたちのからだをつくっている、ごくふつうの細胞が変身してできたものだということは、すでにお話ししました。では、変身すると、何が変わるのか。がん細胞がもつおそるべき4つの特殊な能力について、お話ししましょう。その能力とは……。

まず、**第1の能力は「スピードのはやさ」**。がん細胞の運動能力は非常に高く、通常の細胞よりもずっとすばやく動くことができます。**第2の能力は、「すき間**

答え

1 なかなか死なない

がん細胞はなかなか死なないため、分裂すればするほどふえていく。がん細胞がふえ、腫瘍が大きくなると、内臓から出血したり、神経を圧迫して激痛の原因にもなる。

2 喫煙、食生活、紫外線、カビ、感染症(ピロリ菌など)

中でもいちばん大きいのは、意外にも、ふだんの食生活。避けられる危険因子で最大なのはもちろん、喫煙。カビについては、白カビ、青カビなど、よく見かけるものは心配無用。輸入品のナッツ類につくカビが出す毒素が発がん物質。なお、ストレスによって体内で発生する活性酸素も、遺伝子を傷つけるが、がんの発生とどの程度関係するのかは、まだ研究中。

3 ごつごつした岩

山中に転がるごつごつした岩石を表す。いかにも難病というイメージだが、最近は克服可能な病気に変わりつつあることから、ひらがなで「がん」と表記される。

に入りこむ」。がん細胞にはない突起のようなものをもっています。これをたくみに操って、細胞のすき間に入りこんで自由に移動するのです。第3の能力は「なかなか死なない」。通常の細胞には寿命があり、ある期間をすぎると死んで新しい細胞がその代わりをします。ところががん細胞は栄養さえあたえていれば永遠に生き続ける、といわれています。最後に、第4の能力。これは、「はげしい増殖力」。がん細胞は通常の細胞とはくらべものにならないほどのはやさで分裂をくりかえし、増殖していきます。

この4つのすごい能力を使って、がん

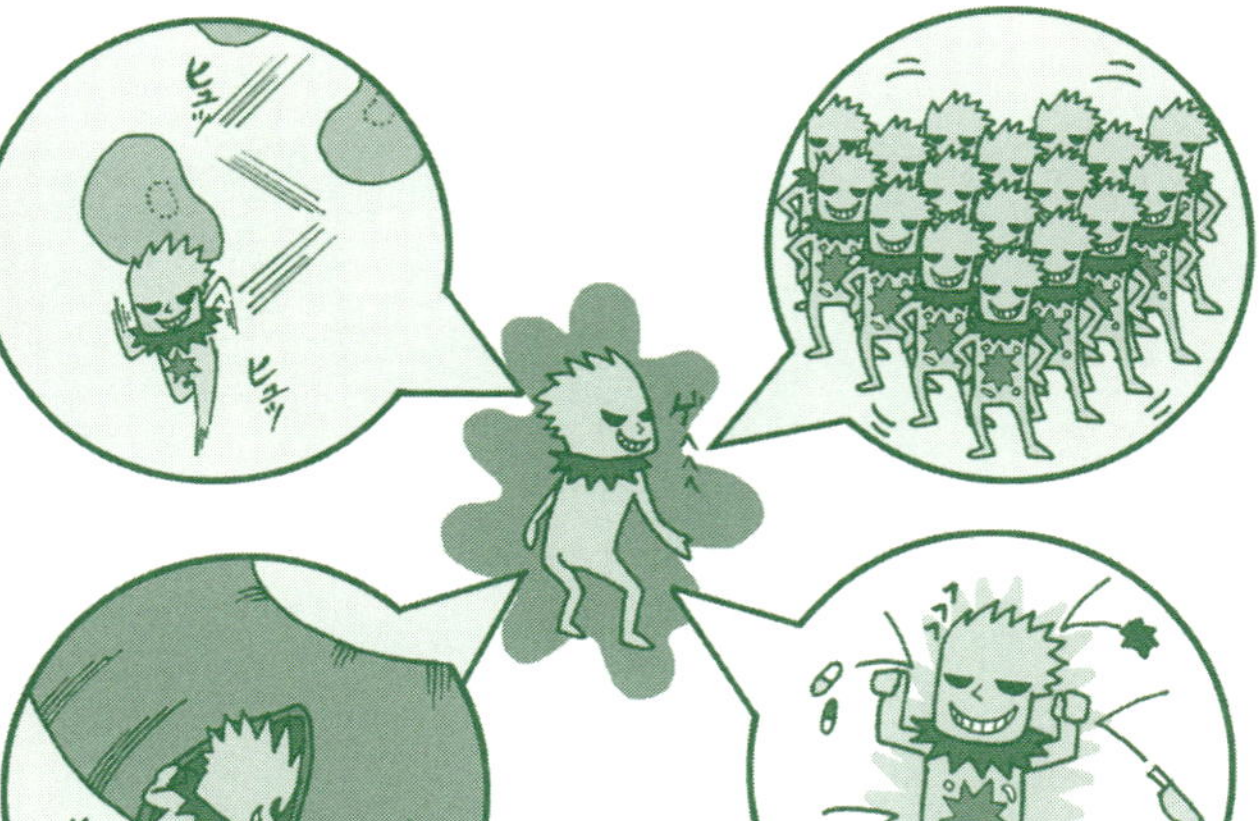

4つの能力

は体内で勢力を拡大していくのです。うーん、相手を知ればそれほどこわくない……というわけにはいきませんね。それどころかますますこわくなってしまう。どんどんふえて、しかも死なないなんて。でも、どうしてがん細胞がふえると、人間は死ぬのでしょうか。

がんは人間のからだを食い破ったりしませんし、毒をばらまいたりもしません。たんにふえているだけです。がんのために人間が死んでしまうのは、ふえすぎたために、臓器が占拠されてはたらきたくてもはたらけなくなってしまうからなんです。肺、腎臓、肝臓、胃など、体中のありとあらゆる器官は、人間が生きるた

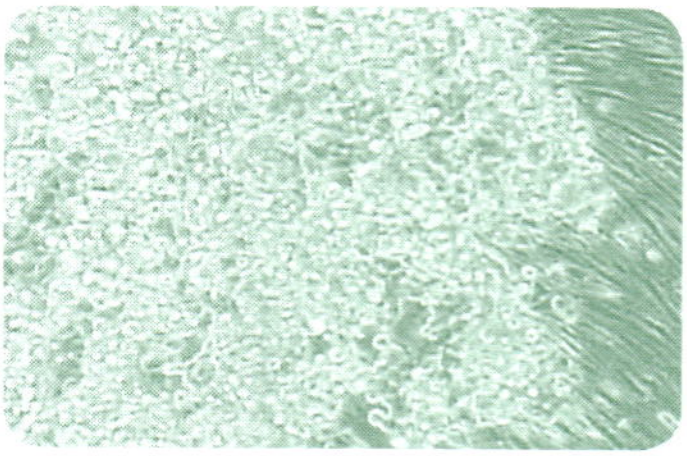

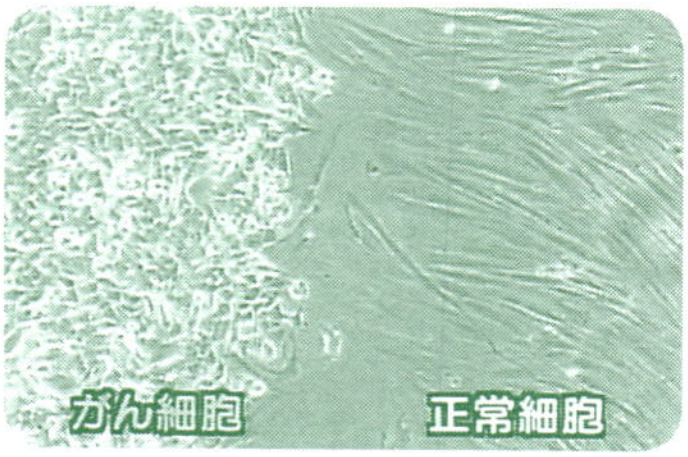

がん細胞は圧倒的なはやさで増殖して正常細胞を侵す。

めには欠かせないはたらきをしています。それがかんのかたまりで圧迫されると、呼吸ができなくなったり、食べたものを消化できず、必要な栄養素が得られなくなったり。さらには老廃物や毒素を処理できなくなるうえ、なけなしの栄養分をがん細胞の増殖のためにうばわれてしまう。しかも転移が起これば、体中のあちこちで、同時多発的に臓器不全が起こってしまいます。こんなこわいことが起きるのも自分の細胞が変身して4つの能力を身につけちゃうから、なのです。うーん、これじゃあ、ますますがんがこわくなるばかり……。

治療技術は日々進化している

でも、だからといって、がんができちゃったら終わりというわけではありません。がん治療は日々進化を続けています。

たとえば、がん患者の生存率が、1977年から2008年でどのくらい高くなっているのかみてください。

	1977〜81年		97〜99年		2006年〜08年
食道がん（男）	18・0%	↓	30・7%	↓	36・0%
胃がん（男）	59・1%	↓	62・6%	↓	65・3%
直腸がん（男）	55・1%	↓	65・7%	↓	69・9%
前立腺《ぜんりつせん》がん（男）	31・3%	↓	75・5%	↓	97・5%
子宮頸《けい》がん（女）	72・8%	↓	71・5%	↓	73・4%

（国立がん研究センターがん対策情報センター「5年相対生存率の推移データ等」より）

どんどん上昇しているのがわかりますよね。手術でがんをとりのぞく技術もどんどん高くなっていますが、そのためばかりではありません。先程説明した通り、がんは毒をばらまくわけでもなければ、内臓を食い破るわけでもありません。ふえる過程で臓器が破れることはありますが、ふえすぎなければ、べつにぜーんぜんこわくもなんともない。これがわかってきたことが生存率上昇に大きくかかわっているのです。がんの治療法に対する考え方も昔とはずいぶん変わってきています。以前は、何がなんでもがん細胞を全滅させてやろうという考え方が主流でした。そのため、内臓を大きくえぐりとってしまうような手術が強行されがちだったほか、強い放射線をあてられたり、副作用の強い薬を飲んだりと患者の負担がとても大きかったのです。現在では、がん細胞があっても悪さをしなければ大丈夫、というふうに考えられるように変わってきました。がんによるつらい症状をおさえながら、天寿をまっとうするまでがんと共存するという考え方です。そのため、治療中の患者の負担は、格段に軽くなっているのです。

新しい考え方のもと、がんに有効な新薬も数多く開発されています。たとえば、がん細胞を殺すのではなく、がん細胞にだけとどいて、増殖するためのスイッチが入らないようにするというようなものも開発されました。また、がん細胞は、増殖するための栄養補給経路として自分のまわりにどんどん血管をつくっていく性質があるのですが、この血管をつくらせなくするという薬も開発されています。

もちろん、放射線治療の技術も格段に進歩しています。以前は、がんのある部分全体に強い放射線をあててがん細胞を殺そうとしていたので、周辺の正常な細胞までダメージを受けて、患者は強い副作用に苦しんでいました。現在では、複数の方向から弱い放射線をピンポイントでがん細胞にあてて攻撃できるようになっています。そのため、患者への負担を軽減しながら、治療効果を高めることができるのです。薬で増殖をおさえながら、ゆっくり少しずつ放射線をあてるなどの組み合わせ療法が一般化してきたのも、がん細胞の性質がわかってきて、「なんとか一気に全滅させなきゃ」という考え方があらためられてきたからです。

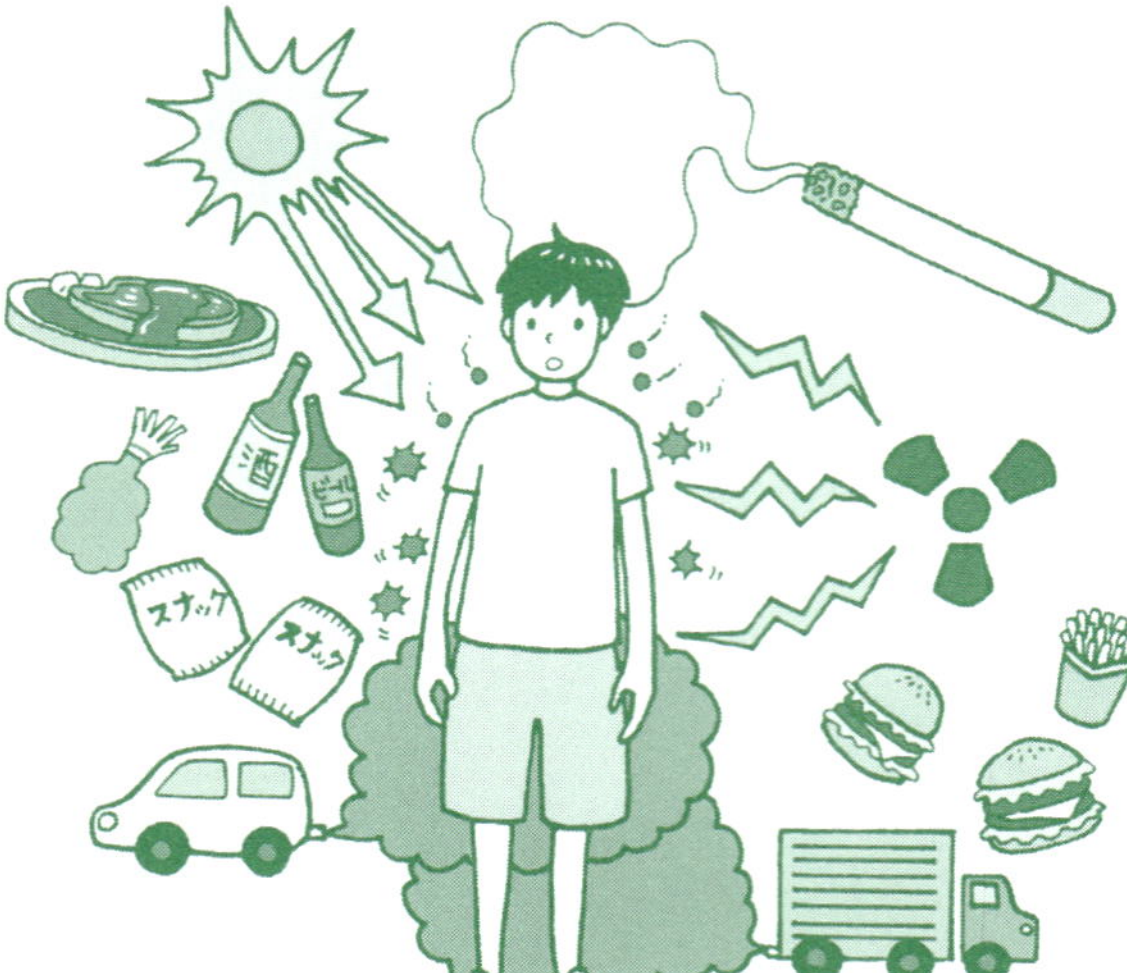

がんと共存する？

それにしても、からだの中には、いろいろな種類の細胞があるわけだし、細胞の中には2万個もの遺伝子があるのだから、どこがどう傷つくかは、バラバラのはず。傷つけられた細胞が、いろいろなヘンな細胞になってもおかしくありませんよね。でも、どういうわけか「がん細胞」という特定の化け物が生まれてくるんです。これってほんとうに不思議なことですよね。でも、だからこそ、結局のところ、がんについては同じ結論にたどりつきます。要は、がんにならないような生活をすること。最初の1個のがん細胞をなるべくつくらないような生活を送ることがいちばんです。大人になってタバコを吸ったりお酒をたくさん飲んだりする。野菜を食べないで肉などの脂っこいものや味つけの濃いものばかり食べたりする。そんな生活を続けていたら、それはもう、「どうぞ、わたしをがんにしてください」とお願いしているようなものです。

そういえば、09年、発がんの危険性が否定できないという理由で、ある調理用の油がはげしく売り上げをおとすという「事件」がありましたね。コレステロール低下作用で特定保健用食品（トクホ）の認証を受けていた油だったのですが、「けしからん！」とばかりに。でもじっさいには「発がん物質に変化してしまう可能性のある物質がふくまれている」という話だったんですよ。よく考えてみてください。発がん物質が50種類以上もふくまれているというタバコをスパスパ吸いながら「この油はけしからん！」なんていっている大人がた～っくさんいるのが日本の現状です。その発がん物質をまわりの人にまきちらしながら。あなたはそんな大人になりたいですか？

いずれにしても大事なことは、検診を受けてなるべくはやく見つけてふえないようにすること。ホントにいやな4つの能力をもっていることがわかったんですから、ね。

ガッテン

病状訓

一、「死の病」とおそれられるがんも、
もともとは自分のからだの細胞が変身したものだと
再確認すべし。

一、かならずしも根絶だけが治療ではない。
共存したまま天寿をまっとうする道もある。
それには敵をよく知ることが何よりと心得るべし。

予防ノート

●とにもかくにも、「できる限り予防」＆「早期発見」。これにつきる。

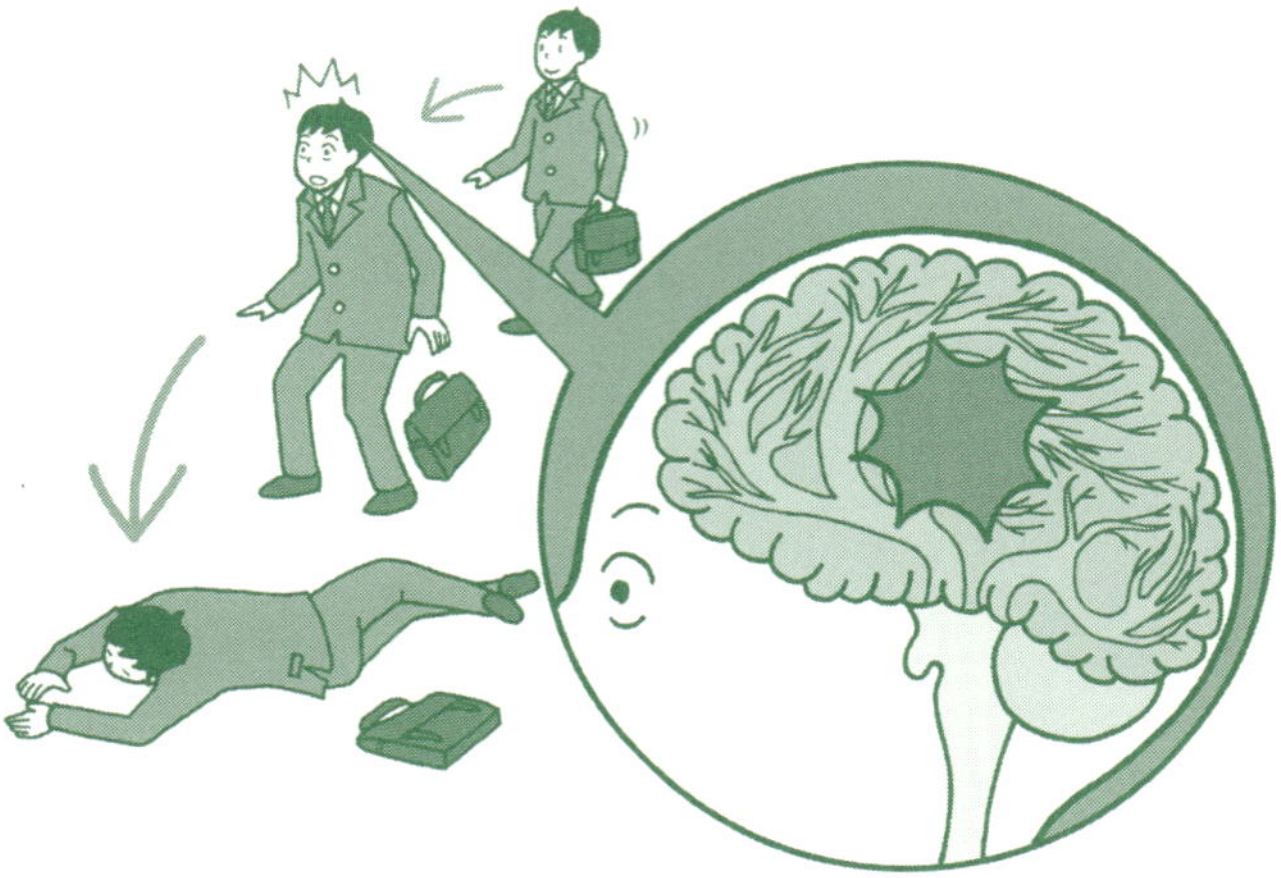

心臓病・脳卒中

さっきまで元気だった人が、
亡くなっちゃうのは、なぜだ!?

① 推定患者数　② 死亡数　③ 病気になりやすい年代

心臓病　① 808,000人　② 179,000人（心疾患）　③ 60代以上
脳卒中　① 1,339,000人　② 121,000人（脳血管疾患）
③ 60代以上、70代がピーク

問題

1 心臓が1回鼓動したときに送り出す血液の量はどのくらい?

□ 17ml
□ 70ml
□ 170ml
□ 700ml

2 心筋こうそくになりやすいのはどっち?

□ 天気がよい日
□ 天気が悪い日

3 脳卒中とは次の病気の総称だが、このうち戦後大きくへったのはどれ?

□ 脳こうそく
□ 脳出血
□ くも膜下出血

どうして起こる？ とつぜんの死

がんに次ぐ、日本人の死因の第2位と3位は心臓病と脳卒中です。ある会社の社員さんたちに「あなたにとってこわい病気は何ですか」とアンケートをとったところ、ダントツ1位はがんでしたが、心臓病はなんと6位（わずか3.7％）。たしかにがんの場合、「長くつらい闘病生活を送ったのちに壮絶死」のイメージが世間に定着しているからこわいんでしょうけど、心臓病って、ドラマなんかでも

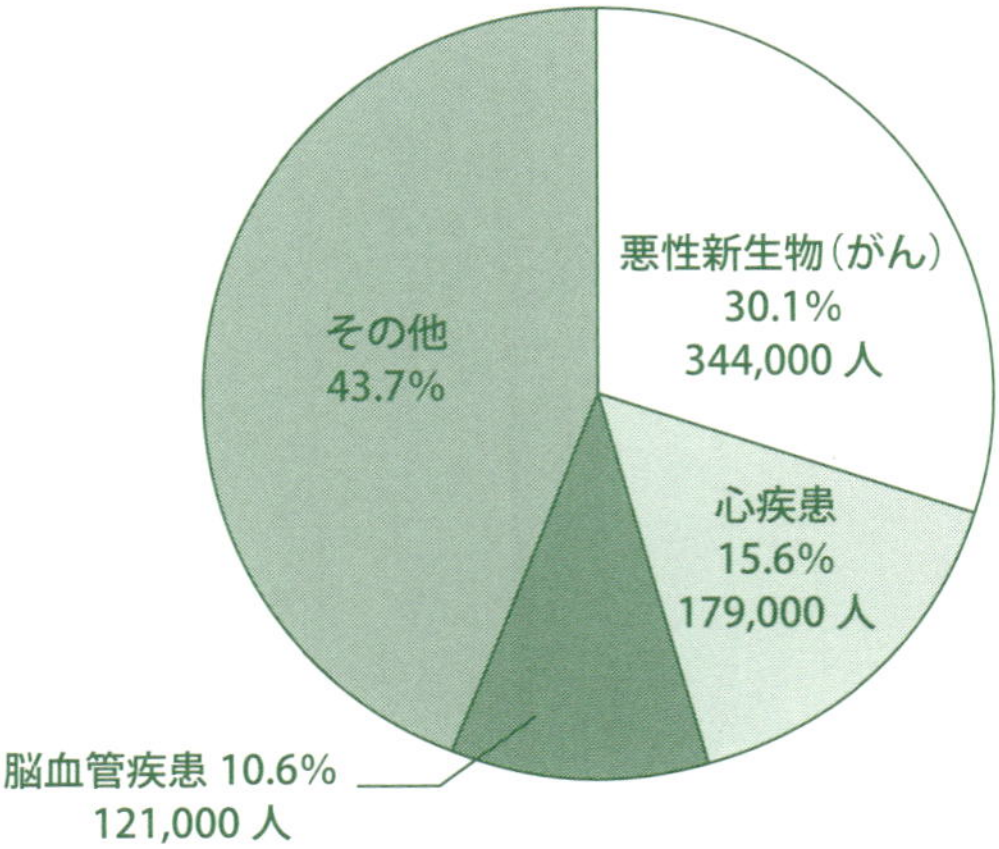

（厚生労働省「平成21年人口動態統計」＊いずれも推定値）

主な死因別死亡割合

「うっ……」となったあとにはふつうに遺影になってて、しかもおだやかな表情の写真だったりしますからねえ。でも考えようによっちゃ、がんよりずっとこわかったりもします。なぜならば、とつぜんに死んでしまうことが多いから。ごくふつうに元気に暮らしていた人が、あれ、今朝は起きてこないなーと思ったら、布団の中で死んでいたり、今までそこではたらいていた人が、次の瞬間にたおれて、数分後に亡くなったりするのです。これは、がんでは起こらないことです。

答え

1 70ml

成人男性の場合、血液の総量はおよそ5ℓ。ということは、70回、およそ1分ですべての血液を送り出す計算になる。

2 天気が悪い日

気圧が低いと心筋こうそくになるというデータがある。

3 脳出血

戦後、食生活が豊かになったこともあり、大幅にへった。一方で脳こうそくはふえている。理由は本文中で。

想像してみてください。みなさんのお父さんお母さんが、ある日、いきなりそうなって、二度と会えなくなったときのことを。それが、今日だったりした場合のことを。

それにしても、なぜそんなにも「とつぜん」に起こるのでしょう。どんな人が？どんなメカニズムで？

ポンプの異変!? 心臓病

まずは心臓病からひもといてみましょう。

心臓は、いわずと知れた、ポンプです。酸素と栄養を血液にのせて全身にくまなく送り出し続けていますね。その送り出す力の大きさが血圧です。「ためしてガッテン」では、それがどれくらいの力なのかをゲストに体験してもらいました。たとえば血圧120mmHgというのは、「Hg」すなわち水銀を細い管に入れたものを120㎜すなわち、12㎝押し上げる力をいいます。水銀の比重は13・5。血液の比重およそ1・05になおすと、1m54㎝押し上げる力にあたります。それを1秒に1回、ポンプでドックン、ドックン……。これ、めちゃくちゃたいへんです。高血圧状態の150㎜Hgだと1m93㎝、すごーくめちゃくちゃたいへんです。ゲストもひぃひぃ言いながらやってました。で、心臓は、このたいへんな作業を1日に何回やっているかというと……、なんと10万回。死ぬまでの間ずーーーーーーーーーっとです。

さて、ではいよいよとつぜん死のメカニズムのお話です。問題はその心臓に、なぜ、どんな異変が生じるのか、ですね。じつは心臓の表面にも、心臓自体を動かすために、酸素や栄養を送る血管があります。残念ながら、この血管に動脈硬化ができちゃうんです。次項でくわしく書きますが、動脈硬化とは、血管が硬くもろく分厚くなってしまう病変。ここまできくと、「年齢が上がるにつれてだんだん血液の通り道がせまくなって、ついには完全にふさがってしまい、心臓の筋肉が死んでしまう」……。なんとなくそんなイメージかなーと思いますよね。でも実際には、まだ血管のふさがり具合が半分以下の、血液がふつうにとどこおりなく流れてる状態の血管のほうがつまりやすいんです。なんででしょうか？　それは、けがが原因だからです。……と言うとさっぱり「？？？」だと思いますが、こういうこと。

動脈硬化を起こした部分は、じつはぐじゅぐじゅで傷つきやすいのです。そこにたまたま血圧が瞬間的に（あるいは慢性的に）ギュッと上がっちゃうようなことがあると、小さな傷が、「ピリ」とできちゃう。すると、「あ、けがしてるぞ」とばかりに血液中の成分がわーっと集まってきてベトベトくっつき、なんとか傷口をふさごうとします。ちょうどすり傷などしたときに血のりができてかさぶたになるのと同じ状態。で、それがちょうどフタのようになって血管をふさいじゃうわけです（このフタを「血栓」といいます）。こうして心臓の筋肉に酸素と栄養がいかなくなって筋肉細胞が死にはじめて起こるのが、心筋こうそく。「あ、けがしてるぞ、ふさがなきゃ」というメカニズムがはたらくことで、年間５万人近くの人が亡くなっています。

でもまあ、それでもたおれてすぐにだれかが気づいて救急車に乗れれば、助かることも少なくありません。ところが、心臓病でもあっという間に亡くなるタイプがあるのです。

心臓が規則正しく動いているのは、電気信号のおかげです。心臓表面に流れる微弱な電流の刺激にあわせて、筋肉がビッと収縮するからポンプのように動けているのです。もしも何かのきっかけで、この電気信号が乱れてしまうと……。心筋はそれにあわせてめちゃくちゃに収縮と弛緩をくりかえすため、全体が不規則なけいれん状態に。すると、その瞬間から、もはやポンプではなくなっちゃいます。脳への血流も瞬間的にとだえるため、即、意識を失ってたおれ、数分で亡くなってしまう……。これが、心室細動という病気。心臓（心室）が細かく震動

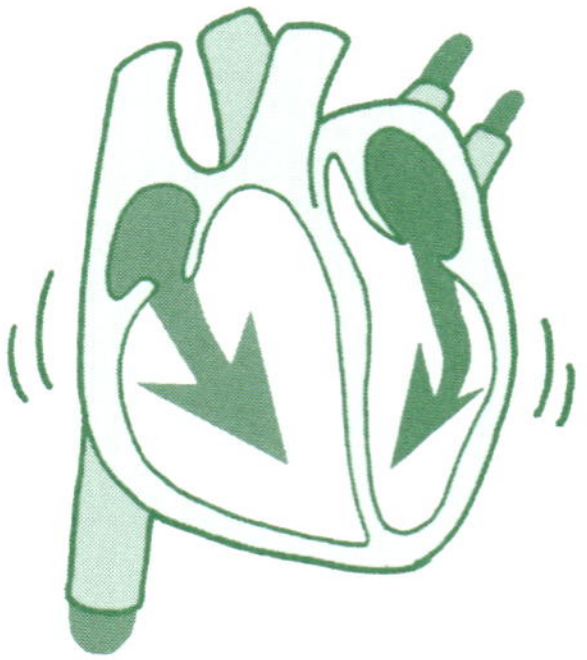

正常な心臓は、1回70mℓの血液を1日に10万回送り出す、ポンプ。

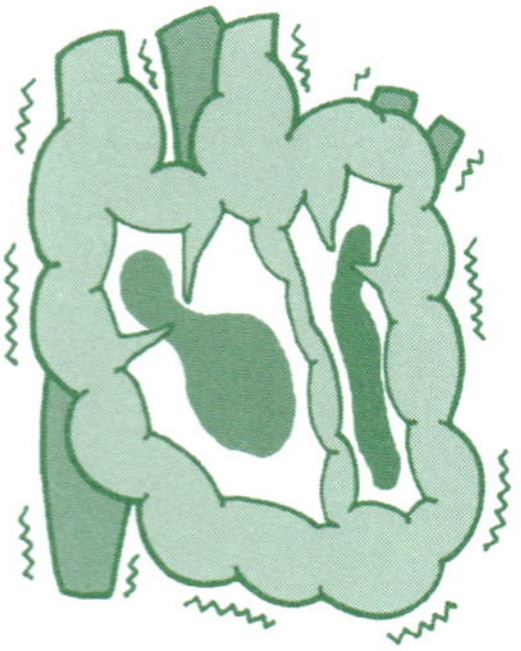

心臓の筋肉が不規則にけいれんすると、その瞬間にポンプではなくなる。これが心室細動。

するだけで、年間2〜3万人の人が亡くなっています。だれにもあいさつすらできないまま、救急車を呼んでもらっているうちに亡くなることも多い、おそろしい病気ですが、これも血管内の小さな小さな傷が原因で起こることが多いのです。

脳じゃないのに脳こうそく？

同じことが脳の血管で起こって、つまってしまうのが脳こうそくです（あ、脳卒中と脳こうそくって、ごっちゃにな

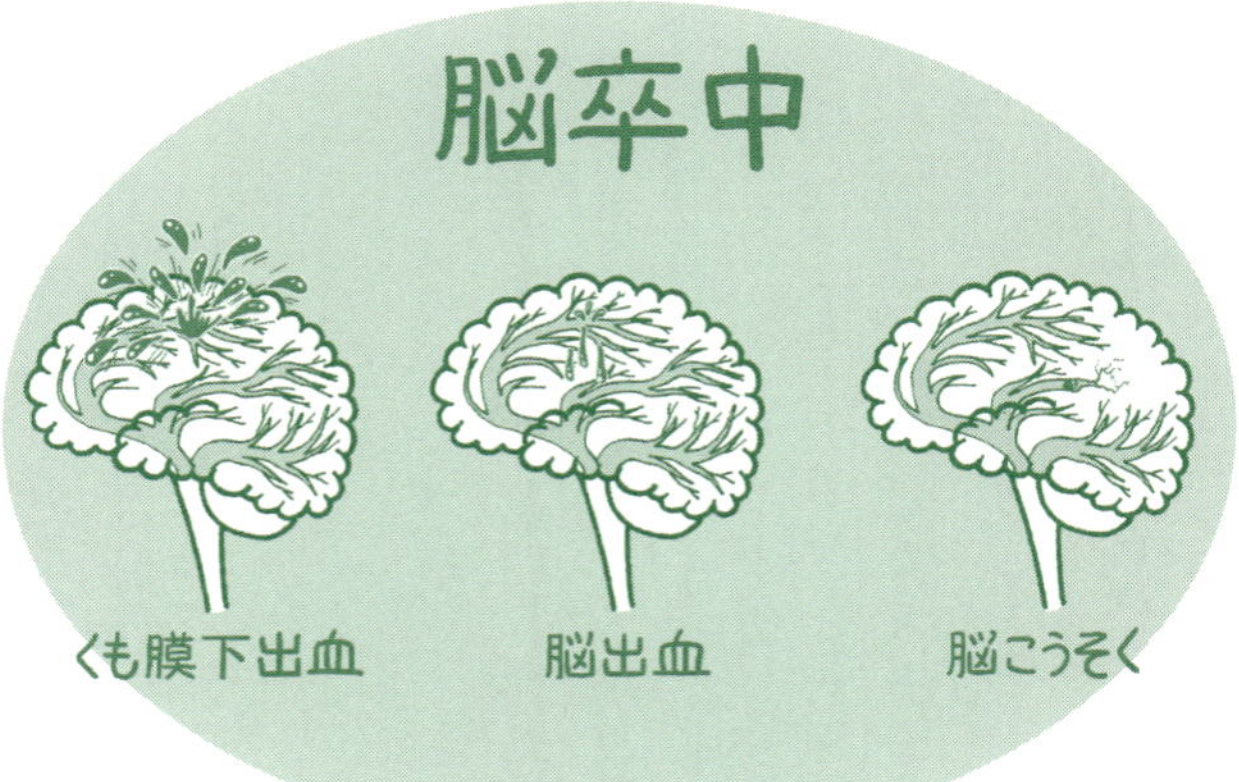

りやすいので説明しておくと、「卒中」というのは「卒《にわ》かに中《あた》る」、すなわち急にたおれちゃうこと。脳卒中とはそういう脳の病気たちの総称で、脳こうそくのほかに「脳出血」や「くも膜下出血」をあわせた呼び名です）。じつは脳こうそくでこわいのは、脳以外で血栓ができたときです。と言うとまた「？？？」って感じですが、こういうことです。

首の前側のあたりにそっと手をあててみてください。トックントックンとけっこう力強く脈打ってるのがわかりますよね。脳に大量の血液を送る血管、頸動脈《けいどうみゃく》です。残念ながら、動脈硬化は、この血管にもできやすく、ここが傷ついたときにもフタができるのです。

ただし。ここがそのまままつまっちゃうようなことはまず起こりません。頸動脈は、心臓から脳に向かって思いっきり押し上げてる場所で、血流がはやいからです。そのため、首でできた血のかたまりが、ぴゅっ、と飛んで脳でつまる……。脳にしてみれば、そのこわさ、理不尽さは、交通事故のもらい事故のようなものですね。ということもあって番組では、道路と自動車の模型を使って、脳こうそくを表現しました。立派な主要国道が頸動脈。動脈硬化は、不法投棄のゴミがたまって修復工事中の箇所。あるときスピードを出しすぎた車がそこに突っこんで事故が起きると、こりゃ大変だということで救急車やらパトカーやらがたくさん集まってきて折り重なり大渋滞。これじゃ通れねえよ！　って感じで、固まった車をまとめてふっ飛ばしちゃったものが、その先の街まで飛んで行き、つまる。すると街には食糧も何もとどかなくなって壊滅状態に……。もちろん街があらわしているものが、脳です。うーん、動画じゃないとかえってわかりにくかったかもしれませんね。でも、たぶん想像しやすいと思うのは、最初の事故が街に入ったあとの細い道路で起こるよりは、はる

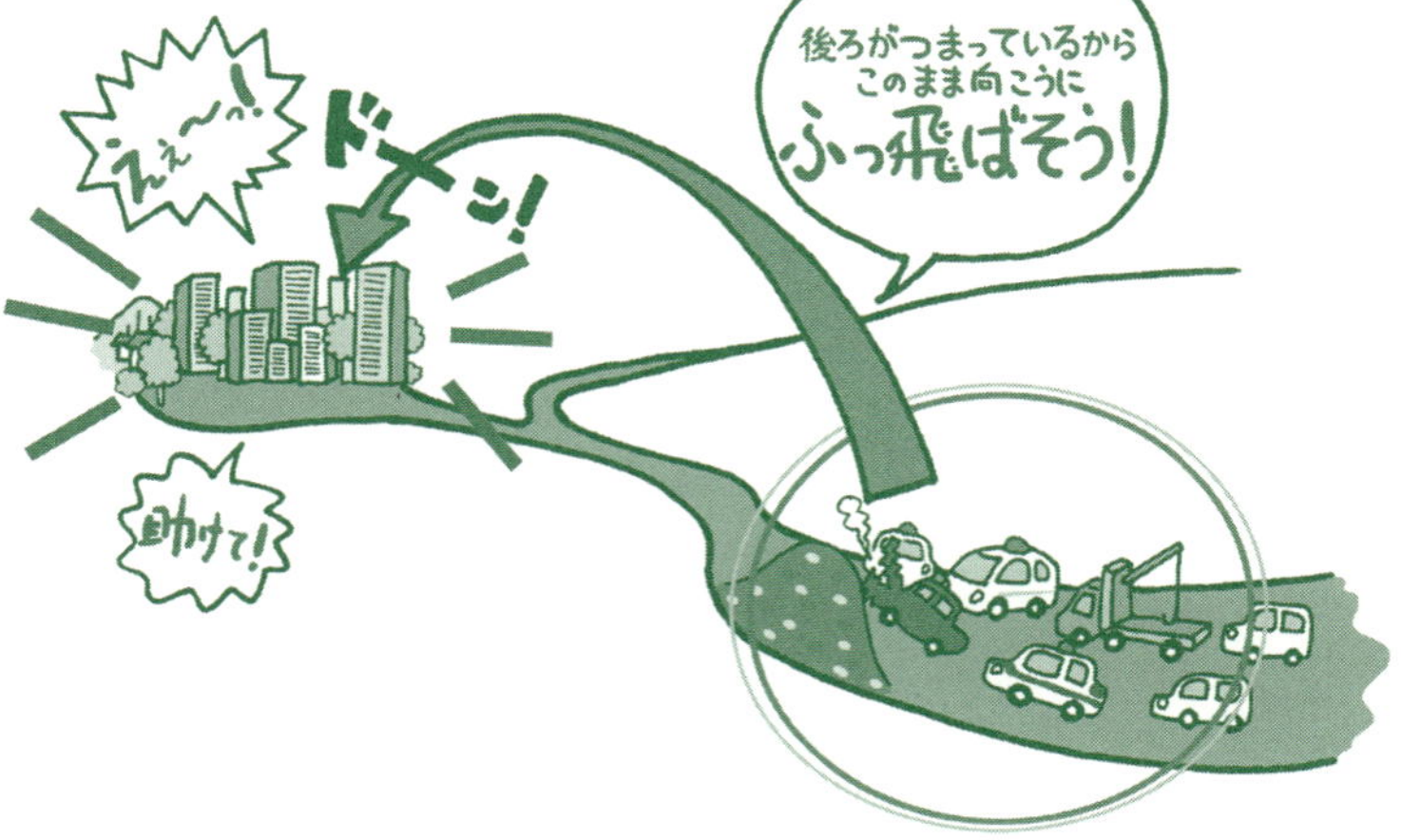

かに大惨事になりそうだってこと。そこんとこは、ガッテンしていただけたでしょうか。

ちなみに、大惨事はもう1つ起こり得ます。それはなんと心臓内で、超巨大な血のかたまりができて、それが大砲のように脳に打ちこまれてしまうケース。あえてたとえるならば、巨大バストラックターミナルで、なぜか何百台もが無理やり連結して、それが一気に……（たとえて言う必要がなかったかもしれないと思いつつ）。

プロ野球・巨人軍の長嶋名誉監督がたおれてしまったのは、このタイプの脳こうそくです。ちなみに、なぜ心臓内で血が固まるかというと、心房という部屋が細かくけいれんしてポンプの役割をうまく果たせなくなり、とどこおった血液が固まるのです（先ほどのは心室細動、こちらは心房細動といいます）。

からだの中の殺人者？

日本では戦後、心筋こうそくも脳こうそくも、どんどんふえてきました。でもじつは脳卒中の中でも、脳出血だけは、1960年ころを境に大きくへっています。なぜだと思いますか？　それは、以前の日本の食事が「肉や乳製品が少なく、塩分がやたら多い食事」だったことが最大の原因とされています。つまり、血管を丈夫につくる材料が少なかったうえ、血圧だけ高かったために、「破れやすかった」んですね。その後、食生活の欧米化が進んで、タンパク質を多くとるようになったため、めでたいことに破れにくくなった。……ところまではよかったんだけど、欧米化が進みすぎてアブラものをとりすぎるようになったらどんどんつまるようになっちゃった、……という笑うに笑えない話だったわけです。どんなによいものでも、あまりすぎればゴミ。それと似てますよね。……という話は、次項の「動脈硬化」でお話しするとして、この項目のテーマ、「さっきまで元気だった人が急に亡くなってしまう」ことについて、もう少しだけ考えてみましょう。

心臓病・脳卒中は、英語で「サイレント・キラー（静かなる殺人者、声なき殺し屋）」とおそれられています。だれにも気づかれずそーっと近づいて、いきなり消音銃で「プシュッ」、胸や頭を打ち抜くイメージからです。考えてみましょう。この場合、ピストルとは何か、弾丸とは何か、ひきがねとは何か。

弾丸は血栓だということはすぐわかりますね。そしてそれが発射される場所とは、血栓ができる場所。つまりピストルにあたるのは、動脈硬化で血管がぐじゅぐじゅになっている場所です。脳こうそくの場合、首の血管にピストルがあって、そこで撃たれた弾丸が脳をおそうってことです。で、ひきがねは何かというと、血管に「ピリッ」と傷をつけちゃうもの。多くの場合、高血圧だと考えられます。ということは、お父さんお母さんのコレステロール値や血圧が高かったら、すでに殺人者がからだの中にしのびこんでいるかもしれないということ。これ、しっかりと認識しておいてくださいね。

ガッテン
病状訓

一、破れやすかった血管がせっかく丈夫になったのに、つまりやすくなったのは、過剰な栄養摂取が原因。過ぎたるはおよばざるがごとし。

一、声無き殺し屋を体内にしのびこませるのは、自分自身の生活習慣だと心得るべし。ひきがねを引かせるな。

予防ノート

●命をうばう「血栓」は、もともとは出血を止めてくれるありがたいシステム。それを血管内ではたらかせてしまうから致命傷に。

●血管に傷をつくらないためには、血圧・血糖値・コレステロール値などの検査値に気をつけ続けるのが最善の方法。

●スタートは高カロリー・高脂肪の食生活の見なおしから。薬の世話になる前に生活改善で検査値を正常化しよう。

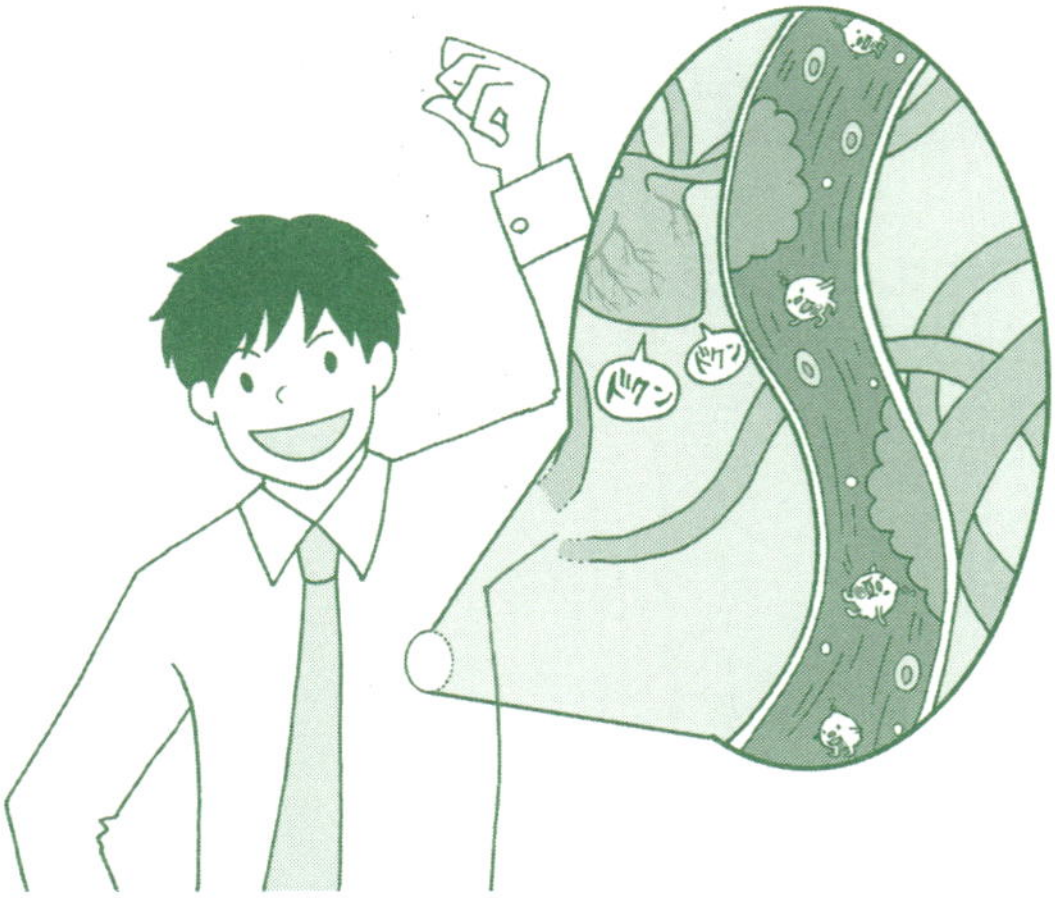

動脈硬化

血管が欠陥だらけになるのは、なぜだ!?

推定患者数……大半の人に多かれ少なかれできている
病気になりやすい年代……
50歳代の男性に多いが若いうちから少しずつできている

問題

1 **動脈硬化は血液中のコレステロール値が上がることで起こるが、次のうちコレステロール値を下げるものはどれか?**

□ レモン
□ チーズ
□ イワシ
□ 牛肉

2 **血液中のある成分がコレステロールに作用して血管にためてしまう。それは何か?**

□ マグロファージ
□ マクロファージ
□ メグロファージ

3 **50年前、アメリカ医師会が、平均年齢22歳の300人を対象に動脈硬化の大規模な調査をおこなった。このとき、動脈硬化を起こしていたのは何%か?**

体内の環境問題

文明の進歩とひきかえに人類が失ってしまったものは、かぞえきれないほどありますね。そしてその中で新たにかかえてしまった問題も。

動脈硬化、およびそれにともなう心臓病や脳こうそくなども、まさにそうだといえます。大昔には血管がつまって死ぬ人なんて、そうそういなかったでしょうから。

脳の血管がつまる脳こうそくが日本でふえてきたのは、長い歴史の中でまだこ

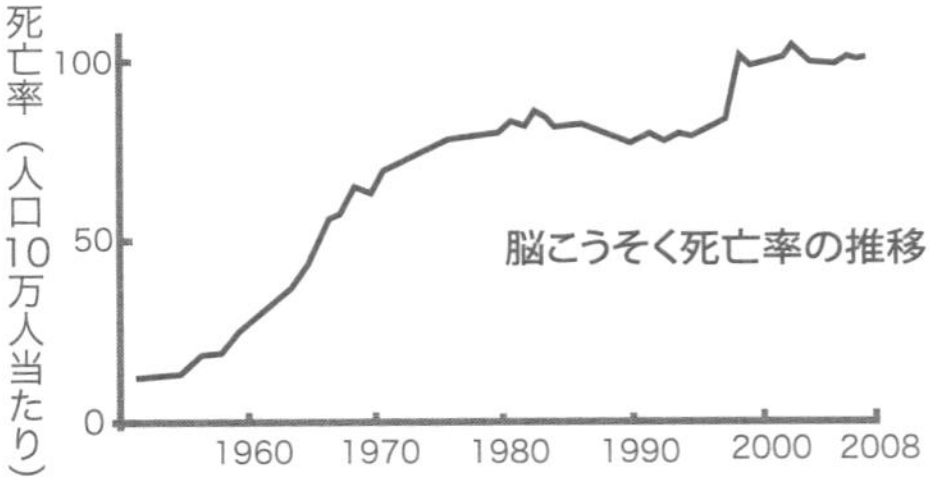

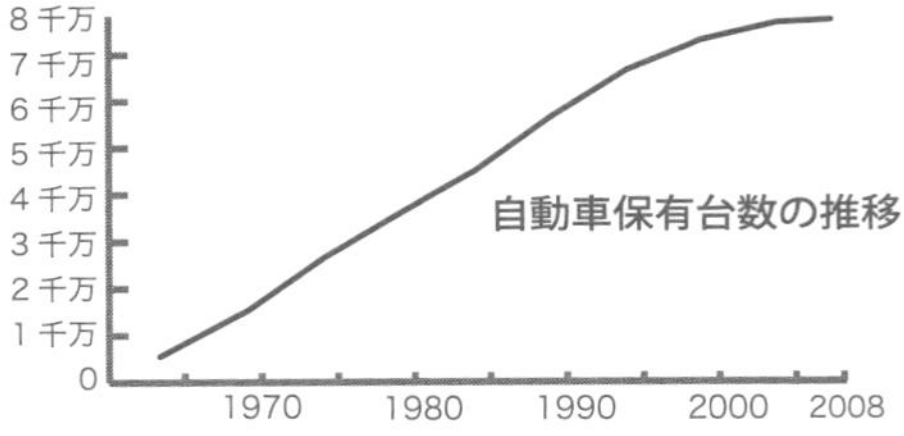

財団法人自動車検査登録情報協会ＨＰより

こ数十年のこと。自動車の保有台数のふえ方と、おもしろいほど似てますね。とうぜん排ガスもふえたわけで、空気や水質の汚染度や、ゴミの排出量などの動向も、調べてもらえばわかりますが、とても似た形です。そう、動脈硬化は、人類がもたらした**地球環境の悪化と同様、体内の環境問題だったりする**のです。

水や空気のよごれが、直接的に血管をつまらせているか、という問題は、まぁおいときまして、まずは、「ためしてガッテン」が動脈硬化についてどのように「体

答え

1 イワシ
青魚にふくまれるDHAやEPAは体内のコレステロール値を下げる効果がある。ただしとりすぎには注意。

2 マクロファージ
マクロファージは白血球の一種で、からだのそうじ屋さん。細菌などの異物や細胞の残骸を除去するはたらきがある。ただし、コレステロールをとりすぎていると動脈硬化を引き起こす。

3 77%
動脈硬化は決して中高年に特有の病状ではなく、若いうちから始まる病気なのである。

内の環境問題」を隠しテーマとして伝えてきたか、お話ししましょう。

国立公園の奥入瀬《おいらせ》渓谷（青森県）をさらさらと流れる清冽《せいれつ》な水を想像してみてください。その直後に、都会のドブ川で、ゴミやアブラ、ヘドロでよどんでいる川の流れを……。そこまで極端ではないものの、まさに血液の流れもそうなっています。血液流動性測定装置で見てみると、ほら、動脈硬化がすすんでいるような人では一目瞭然、ドブ川状態っぽいでしょ。

心臓病や脳こうそくは、血液自体のつまりやすさよりは、その通り道、血管の状態に左右されて起こります。台所の排水口によごれた水ばかり流し続けると、

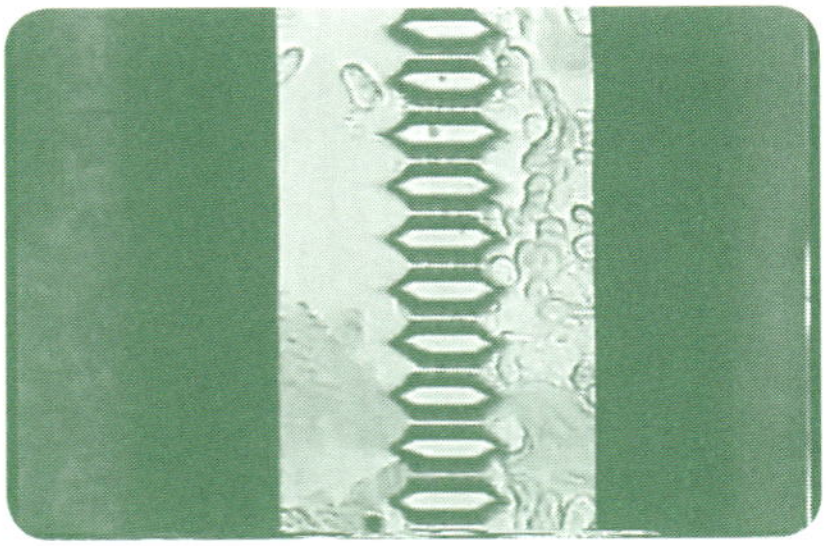

血液流動性測定装置で調べた、
ドロドロの血液。
中央に並んだ毛細血管の幅のスリットを
血球成分が通り抜けにくくなっている。

やがてパイプにはドロドロのよごれがどんどんたまっていきますね。番組では、排水管の中を小型カメラで撮影した映像に、実際に心臓病を起こした人の心臓の血管の内視鏡映像を重ね合わせました。

気持ち悪いくらい違和感なし。まさに前の項目で書いた通りの、血管壁ぐじゅぐじゅ状態。傷つきやすい、欠陥だらけの血管なのです。

そうなる原因として、悪玉コレステロールをたくさん食べ続けたときの血管を長期間撮影し続けた世界初の映像もお見せしました。日がたつにつれて、血管のまわりに黒ずんだゴミのようなものがたまります。それにともなって、血管壁

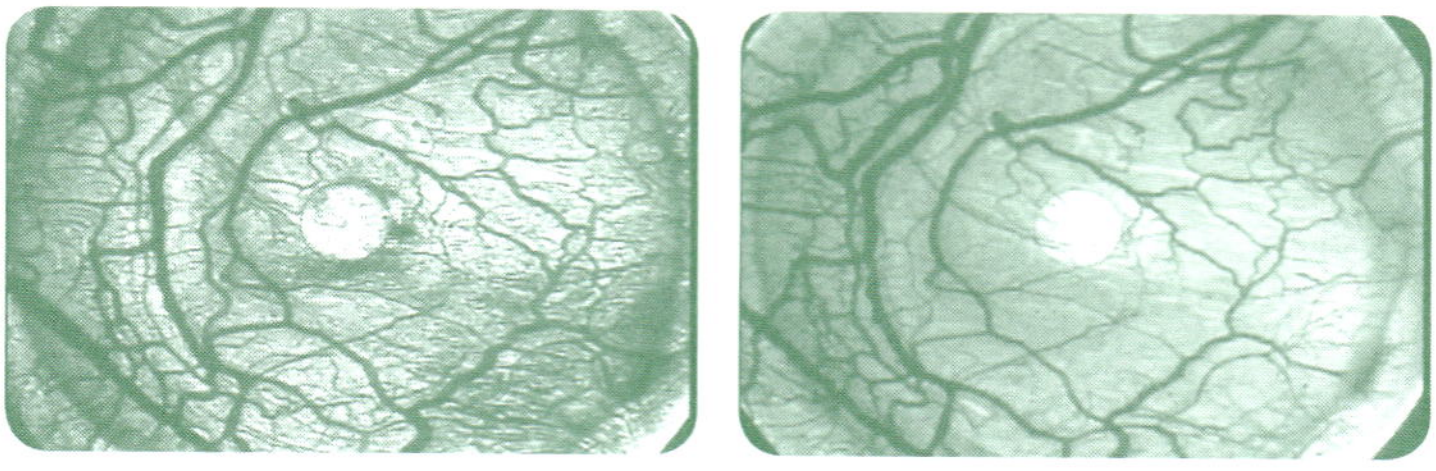

悪玉コレステロールを食べ続けたときの血管(左)。
食べる前(右)にくらべると、ゴミがたまっているよう。

がぶ厚くなるのが確認されました。もちろん、たまっていたのは悪玉コレステロールです。

悪玉？　善玉？　コレステロール

コレステロールは脂質（アブラ）の一種。食生活の欧米化（洋食ばかりがふえているでしょ）と、自動車やさまざまな電化製品の普及ですすんだ運動不足のせいで、この40〜50年の間にどんどん血液中のコレステロールはふえています。

ここで「ん？」と思っちゃうようなことをいいますが……。じつはコレステロールには悪玉も善玉も、ホントはないのです。「は？」って感じですか？　でも、考えてもみてください。高度に進化した人間の体内に、もとから悪いやつがそんなにうようよしてるはずがないじゃないですか。

悪玉と呼ばれているＬＤＬコレステロールは、人間の一つひとつの細胞を形づくったり、ホルモンの材料となったりする、なくてはならない物質です。事実、食事内容が不十分だった時代の日本では、コレステロール値が低く、血管壁の材料が不足していたせいで血管が破れちゃう、脳出血がとっても多かったんですよ。そんなに大切なのに、なぜ、悪玉、悪玉と呼ばれるようになったのか。それがまさに環境問題というわけ。

どんなに大切なものでも、たとえば大好物の食べ物でさえも、どんどんふえすぎれば、余った分が結局はゴミになりますね。建築資材でもそうですね。木材やコンクリートが大量に余ってしまったら、じゃまもの以外の何でもありません。毎日食べすぎた上に動かなくなれば、大量の余りものが体内にあふれるのは、あたり前のこと。つまり、余っちゃったときに都合が悪い、それだけのことなのに悪玉と呼ばれているのがＬＤＬコレステロールなのです。

でも、ちょっとくらいゴミがふえても、ゴミ処理施設がちゃんとはたらけばすんじゃうはずなのに……と思った方、そのとおりです。

血液中に余ってしまったＬＤＬコレステロールは、ＨＤＬという別のコレステロールが、ちゃんと回収して片づけてくれます。ありがたいコレステロール、ということでＨＤＬは善玉と呼ばれています。コレステロールには、この2種類があるからこそ、最近では、ぜんぶひっくるめた総コレステロール値よりも、ＨＤＬとＬＤＬの割合（いわゆる善玉悪玉比）が大切だということになっています。要は、総コレステロール値が多少高くても、その中に善玉がたくさんいれば大丈夫、正常値でも中身が悪玉ばっかりだったらかなり危険、ということですね。

さて、問題はここからです。環境問題は、長引けば長引くほどダメージがひどくなりますが、そこにくわえて、他の要因が悪化すると、とたんにひどくなるのです。それが、複合汚染のこわさです。つまり、悪玉が少々多いくらいではたいして悪くはならないけれど、別の問題が起きるとかなりまずいってわけ。

からだの中のゴミ収集車

じつはわたしたちの体内には、まだまだほかにも、すぐれたゴミ処理システムがあります。不要物を食べて片づけることを専門としているありがたいやつらがいるのです。いわば体内のおそうじ屋さんで、その名もマクロファージくん。ゴミだけでなく、侵入した雑菌を食べて、病気を防いでくれたりもする、ホント頼もしいやつら。ふだんは血液中を流れて全身をパトロールしているマクロファージは、うれしいことに、放置されたＬＤＬコレステロールを見つけると、血管壁にもぐりこんで、せっせと食べてくれます。えらいぞ！　といいたいところではあるのですが、ここでちょっと残念な事態が。まじめなのです、マクロファージ

①
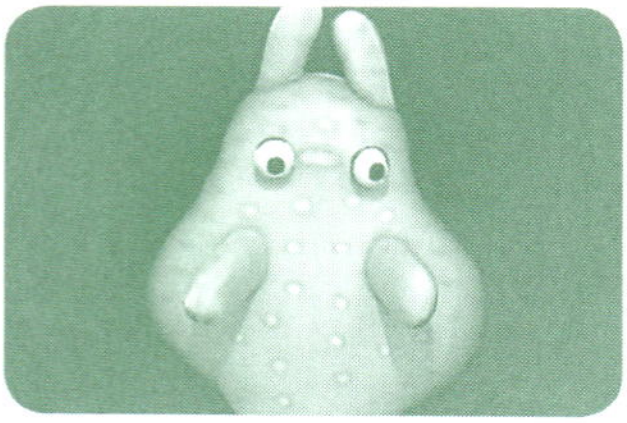
白血球の一種マクロファージは…

②
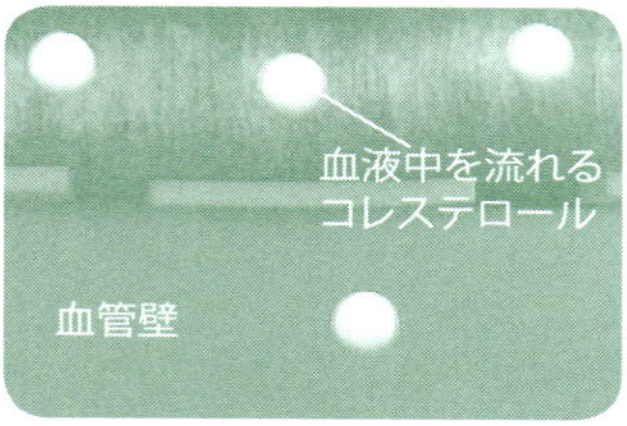

血管壁にコレステロールが
たまりはじめると……。

③
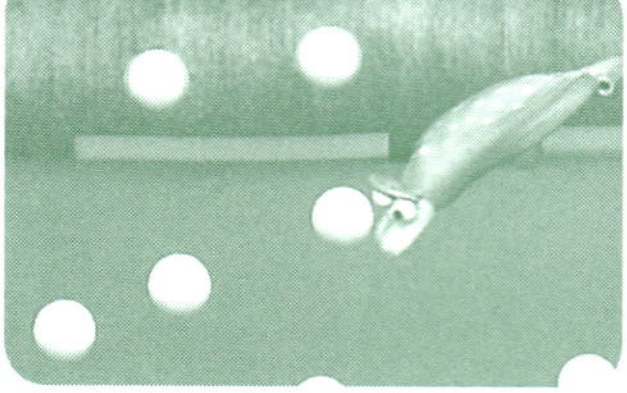
自分ももぐりこんで処理してくれる

④
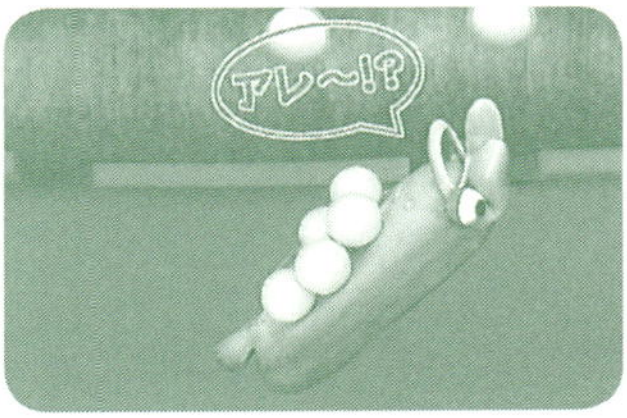

コレステロールを食べすぎた
マクロファージは…

⑤
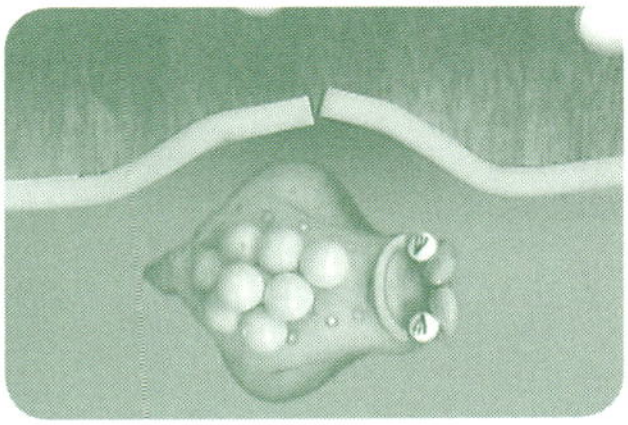
太りすぎて出られない。

⑥
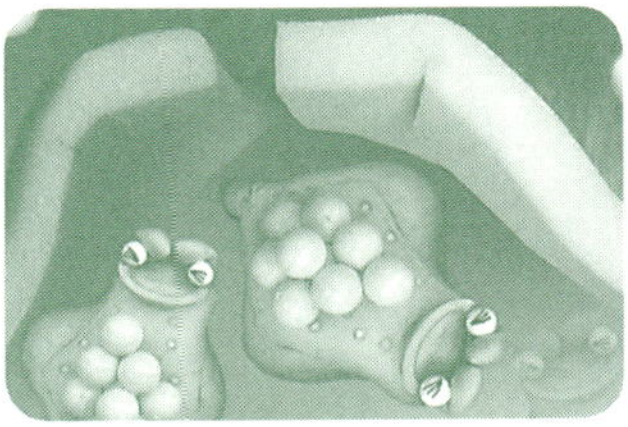
これがたまって……。

は……チョーがつくくらいに。

血管壁にたまってしまったＬＤＬをどんどんどんどん食べ続け、「任務終了」とばかりに血液中にもどろうとするものの、抜け出せない！　……からだがふくらみすぎちゃうのです。閉じこめられたマクロファージくんは、やがてそのままお亡くなりになってしまう。じつは、「悪玉コレステロールがぎっしりつまったおそうじ屋さん・マクロファージの死体がつもりつもったもの」こそが、ぐじゅぐじゅの動脈硬化の正体だったのです。いってみれば、パンパンにふくらんで故障したゴミ収集車が路肩に大量放棄されちゃってるということ。なんか、ちょっとやりきれない感じでしょ。いいやつなのにありがた迷惑というか……。

でもね、マクロファージに非はないのです。だってＬＤＬコレステロールはからだにとって大切な物質。マクロファージはそれを知ってるから、ふだんは食べたりしないのです。

じゃ、どんなとき食べるかというと、いわばＬＤＬがくさっちゃったとき。すなわち、酸化されてしまってサビたような状態になったときだけ、ゴミとみなして処理しようとするのです。じつにケナゲな、いいやつじゃないですかねぇ。

体内の複合汚染

となると、「酸化」の原因は何だ？　ってことになりますね。その犯人は「活性酸素」です。大気汚染やタバコの煙を通じて大量に入りこむほか、紫外線や強いストレスを受けたときに体内で発生します。ほら！　さきほど「おいといた」空気のよごれも、動脈硬化に関与していたでしょ。まさに、複合汚染のこわさですよね。

じつは最近の研究で、ほかにも意外なところに「酸化」の犯人がいるとわかりました。それはあま～いあまい、糖です。なんと、血糖値が高めの人のほうが、コレステロールが酸化されやすいため、マクロファージが血管壁にもぐりこんじゃうのです。「あ、ここにゴミがあるぞ、食べなきゃ」って感じで。糖もまた、血液の水質汚染の原因だったのです。

まったくの余談になりますが（というほどでもありませんが）、番組では研究者の方にお願いして、小野アナウンサーの血液中にいたマクロファージを使って実験しました。すると、みごとに小野アナのマクロファージくんが、血管壁に穴をあけてもぐりこもうとする電子顕微鏡《けんびきょう》写真が撮影できました。なぜそうしたかというと、だれのからだの中でも実際に起きてる病変なんだということを感じていただきたかったから。他人事ではなく「自分事化」することが、病気についてお伝えする際にはとても大事なことだと考えているからです。で、ここからが本当の余談ですが、小野アナのマクロファージくんの電顕写真は、当時世界でも例がないほどよく撮れていたため、なんとパリで開かれた国際動脈硬化学会の開会記念シンポジウムで、世界中の研究者の前で発表されたんですよ。けっこうすごいでしょ。

さて、本題にもどりますが、心臓病や脳こうそくを起こしたくない人は、ここでよ～く考えてください。そもそもだれがそこにゴミを長期間大量に捨て続けているのかを。だれがそれをくさらせるようなことをしちゃうのかを。体内の複合汚染の大もとはだれのどういう生活なのかを……。

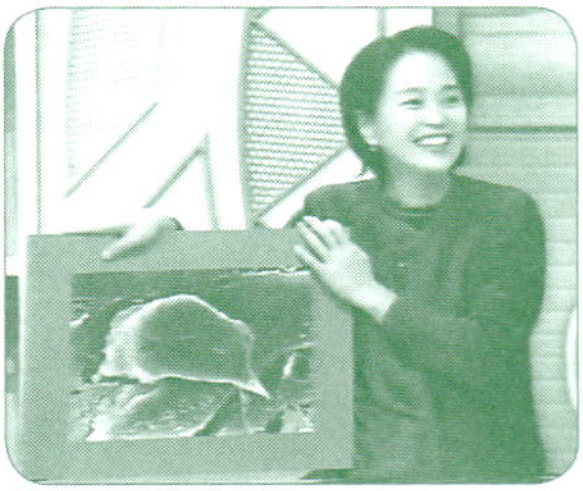

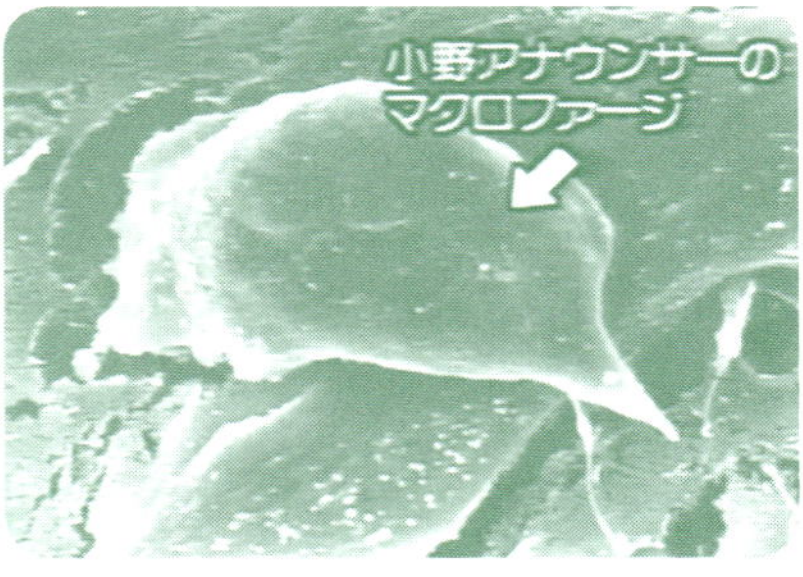

あ、ついでにいっておきますと、血糖値だけじゃなく、中性脂肪値も、相当大事な動脈硬化の指標になることが、これまた最近の研究でわかってきています。中性脂肪が多いと、やがて悪玉（ＬＤＬ）コレステロール値が上がりやすくなることにくわえて、すごーくいやなものがふえちゃうのです。それは、「超悪玉コレステロール」。なんで「超悪玉」かというと、ふつうのＬＤＬよりサイズが小っちゃいために血管壁にもぐりこみやすいうえ、酸化されちゃいやすいため、マクロファージくんががんばっちゃうのがその理由。

おなかの脂肪（内臓脂肪）が多いと、血糖値・中性脂肪値ともに上がってきます。おなかにアブラをためたお父さん・お母さんをおもちのみなさん、どうぞ大切な家族のために教えてあげてください。どんなに元気そうに暮らしていても、血管の壁には毎日こわれたゴミ収集車が蓄積されているはずだということを。

体内の環境汚染の度合いは、いまはかなり詳細にわかる検査があります。血管の欠陥度合いもわかります。検査の大切さを知らないままではとつぜん死の危険は避けられません。ボロボロになった幹線道路で、交通事故を起こすことのありませんように……。

ガッテン

病状訓

一、動脈硬化は体内の環境悪化が原因。どんなにすぐれたゴミ処理能力にも限界があると心得るべし。

一、とつぜん死はとつぜん起こるのでは決してなく、10年、20年もかけて着々と準備されていると心得るべし。

一、元凶は、自覚症状がないことにあまえようとする生活「態度」にあると心得るべし。

予防ノート

●血管のつまりやすさを調べるには、眼底検査《がんてい》（目の網膜《もうまく》の血管を直接見る）、頸動脈《けいどうみゃく》エコー（首の血管の動脈硬化の状態を超音波で測定）などがある。

●進行度合いにもよるが血管の厚さはもとにもどらなくても、ボロボロ度を改善し、血栓をできにくくすることは可能。

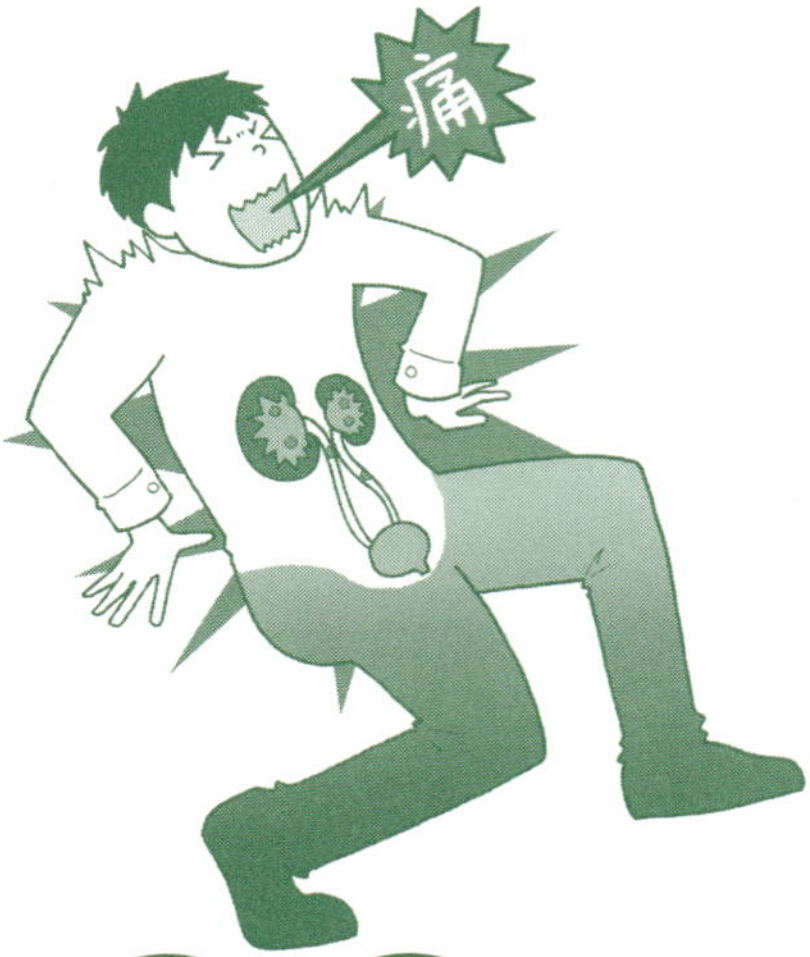

結石

人はどうやって、
からだの中で石をつくるのか!?

推定患者数……24,000,000人
病気になりやすい年代……40〜50代
痛みの度合い……激痛

問題

1 胃の中に石ができる動物とは?

- □ ウサギ
- □ 金魚
- □ ザリガニ
- □ クマ

2 尿路結石を予防する食事で予防できる、別の病気は?

- □ 通風
- □ ぎっくり腰
- □ 歯周病

え？こんなところに石が！

地球が何万年も何百万年もかけてつくり出す石。それを、たかだか数十年しか生きない人間が、からだの中でつくっちゃう。これいったい全体どーゆーことなんでしょうねえ。そして、石ができるとどうなっちゃうんでしょうか。

からだの中にできる石は「結石」といいます。この結石、思っている以上に深刻な病気です。尋常じゃない痛みを引き起こしたり、思わぬ方法でがんを悪化さ

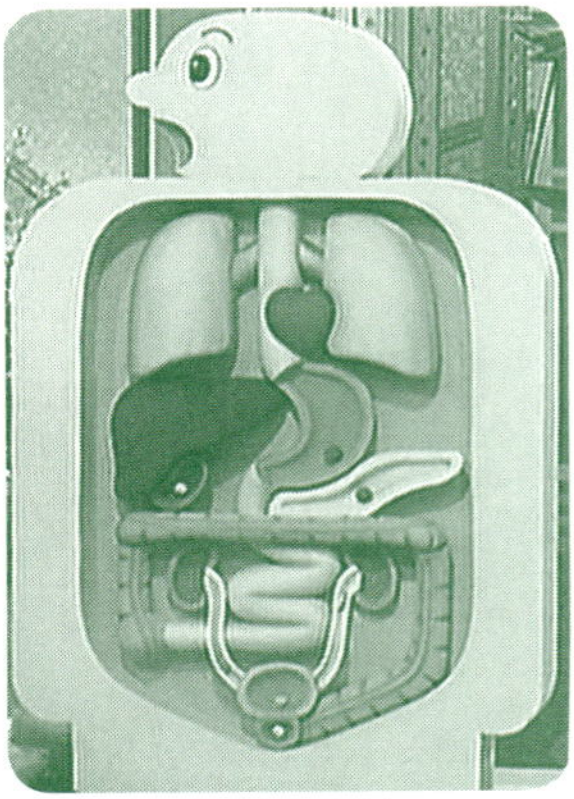

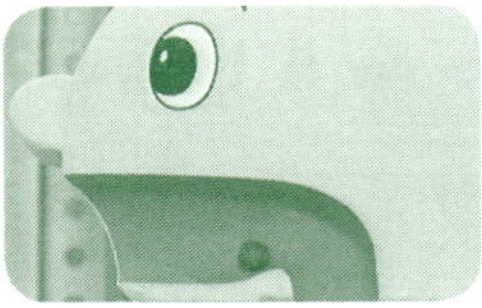

結石のできる場所

せたりするのです。

それにしてもからだの中のどこにできるのかというと…なんと！　腎臓、胆《たん》のう、ぼうこう、膵臓《すいぞう》、前立腺《ぜんりつせん》、胃、そして唾液腺《だえきせん》など、そこらじゅうにできてしまいます。そして、おどろくことに、日本人の5人に1人がからだの中のどこかに結石をもっているというのです。家族の中の1人くらいは石をもってるってことですよ。

答え

1 ザリガニ

脱皮の際、甲羅をやわらかくするため、一時的にカルシウムを胃に集めて石をつくる。脱皮後、ふたたび甲羅にカルシウムを送るため消失する。

2 通風

理由は本文の中に。

結石の中でもっとも知られているのは「尿《にょう》路《ろ》結石」。おしっこの通り道にできてしまう結石、というとなんか重大な病気じゃないように感じるかもしれませんが、その痛みといったら、大の大人がのたうちまわって苦しむほどだとか。

この尿路結石、最近の30年間に、患者数は約2倍にまでふえているのです。なんでそんなにふえているんでしょうか。

それにしても、結石ってナゾが多いですよね。

なぜ&どうやってそんなところにできるのか？　材料は？　なぜそうまで痛いのか？　などなど。

さらに、番組である商店街の健康自慢

尿路結石のナゾ

なぜ、どうやって尿路にできる？　材料は？
なぜふえる？
なぜ自覚がない？
なぜ痛い？　しかも小さい方が？

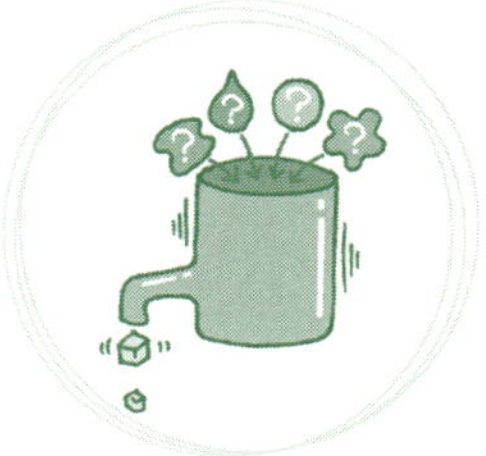

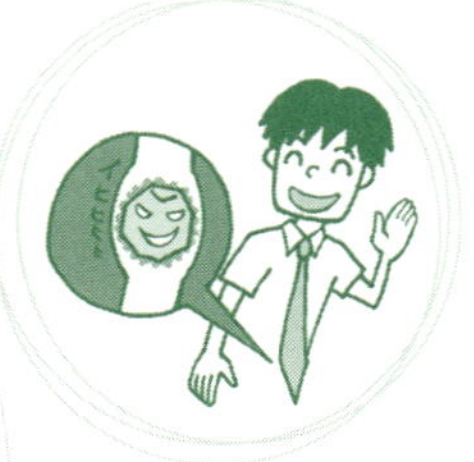

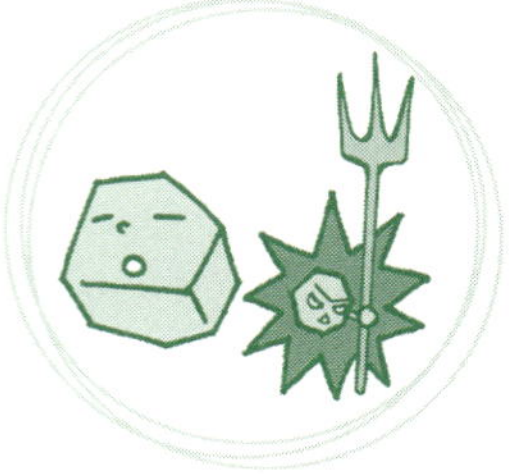

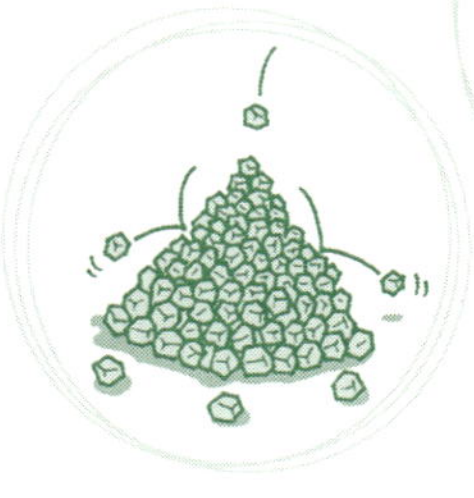

をかたっぱしから検査してわかったのですが、結石をもっていた人たち（55人中4人）がいずれも、自覚症状はまったくありませんでした。なぜなのか？　痛くないのか？

もっとナゾを追加すると……、じつは直径5㎜ほどの小さな石と3㎝の巨大な石とをくらべると、5㎜の方が激痛を起こし、3㎝のは全然痛くないんですって。なんでなの？

いやほんと、ナゾだらけ。

ではこのナゾたちを、いまからすべて解いてみせましょう。

大きい石は痛くない？

尿路《にょうろ》というのは、おしっこをつくる腎臓から、尿の出口までをひっくるめた呼び名。尿路結石ができるのは、そのおおもとの腎臓です。じゃ腎臓結石という名でもよさそうですが、わざわざ尿路というのは、激痛を生むのが腎臓ではなく尿管だから。じつは、５㎜の方が痛い理由はそこにありました。

腎臓内にできた結石は、直径２〜３㎜の尿管を通っておしっこといっしょに外に出ようとします。ところが、５㎜くらいの結石だと、この２〜３㎜の通路を楽には通れない。むりやり通ろうとすると、途中でひっかかってしまい尿管をふさいでしまうんです。

さあ、たいへん。

行き場を失った尿は逆流して、腎臓はパンパンにふくれてしまいます。その結果、神経がひどく圧迫されるため、はげ

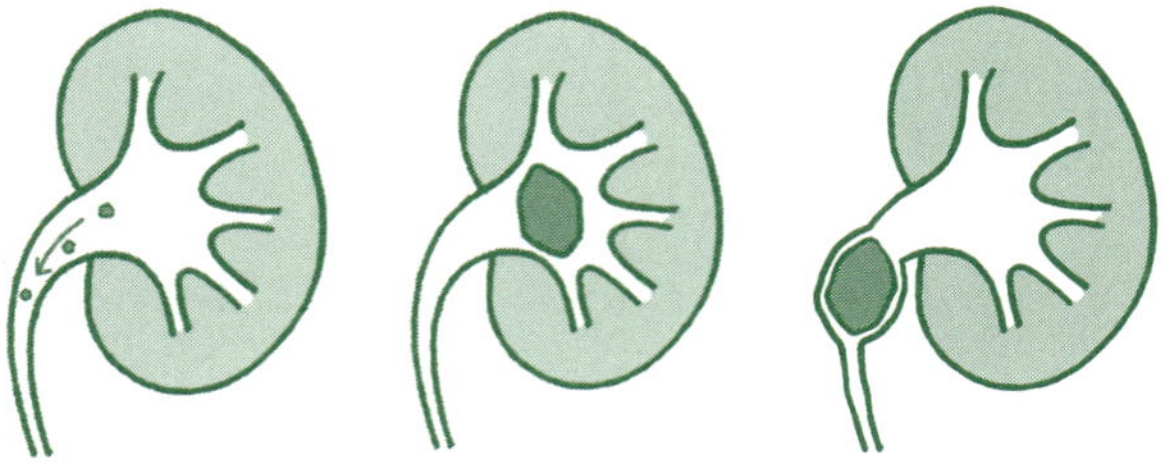

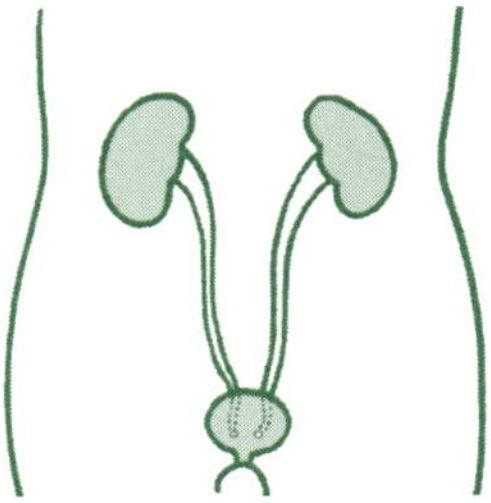

腎臓にできた石が小さければ、
流れ出てしまうことも。
５㎜くらいのものが
尿道にひっかかりやすく激痛のもとに。

しい痛みがおそってくるということなのです。

5㎜よりもっと小さな結石は、腎臓から尿管におちていっても、おしっこといっしょに流れ出ることができます。だから痛みを感じない。本人も気づかぬうちにときどき小さな石を出してる人がけっこういると考えられます。

さて、一方で尿管の幅より大きな結石は、入り口の手前でころころ転がることはあっても、尿管にはおちていけません。だからそれほど痛みはないのです。つまり、結石があるのに痛みがない人は、結石が小さかったか、大きかったかということ。あるいは、ちょうど5㎜くらいの結石があっても、たまたまそれが尿管におちてこなかっただけってことなんです。

じゃあ、結石はある程度大きくなれば、痛くないし問題ないの？　とも思っちゃいますが、そうはいきません。それどころか、大問題なのですよ！

尿管の入り口に大きな結石があると、完全に尿管をふさぎはしないのですが、尿が出にくい状態になります。そのため、腎臓に大きな負担がかかります。痛みがないからと放っておくと、どんどん腎臓はダメージを受けていきます。そうして、最悪の場合、腎臓を摘出しなければならないほどになるのです。自覚症状もないままに！

そう考えると、尿路《にょうろ》結石の痛みは、腎臓の危険を知らせる最後の合図ってことになるんですね。合図だったら何も激痛でなくてもよさそうなんですが、軽かったりすると、人間ガマンしちゃうから…ってことなんでしょうかねえ。

では、どうして腎臓で結石ができるのか。

原因物質は、わたしたちが口にする食品にふくまれるカルシウムとシュウ酸です。この2つの物質が結びつくことで「シュウ酸カルシウム」という物質ができます。これが固まったものが、結石の正体です。

そうとわかっているなら、答えは簡単。結石をつくらないようにするには、シュウ酸とカルシウムをとらなければいい。ところが、そうもいきません。シュウ酸はいろいろな食品にふくまれているから、これを食べないというのはとってもむずかしい。じゃあ、カルシウムをとらなければいいのかというと…。

じつは日本の医療現場でも、かつては結石の患者にカルシウムをひかえるように指導されていたのです。シュウ酸を食べても、それと結びつくカルシウムがなければ結石はできないと考えられたから。

でもカルシウムは骨粗《こつそ》しょう症（骨がスカスカになって折れやすくなる病気）予防のためにしっかりとらなきゃいけない栄養素。

そこで「ためしてガッテン」では、こんな実験をおこないました。健康な人を2グループに分け、一方はシュウ酸とカルシウムがたくさん入った食事を、もう一方はシュウ酸を少しひかえめにして、カルシウムをかなりおさえた食事をとってもらったのです。総カロリー数や塩分量も同じ。運動量なども同じにして正確なデータをめざしました。

1週間続けたのち、尿にふくまれるシュウ酸の量をチェックします。多けれ

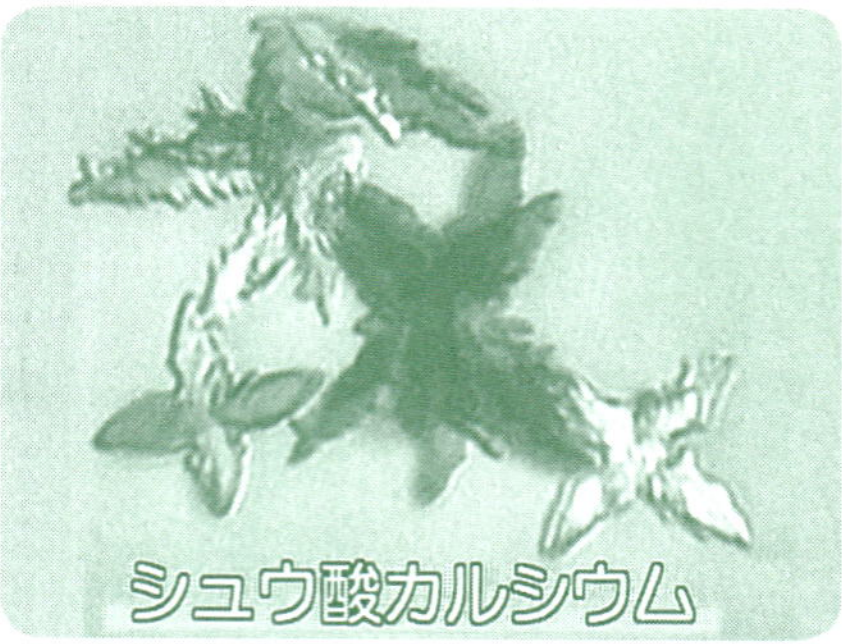

シュウ酸カルシウムの結晶が固まると
石のようになる。

ば、結石ができやすい状態。シュウ酸とカルシウムの少ない食事をとった人のほうが、とうぜん尿にふくまれるシュウ酸も少ないはず……と思いきや！　なんと、逆に結石になりやすいという結果が出たのです。いったいどうして？

その理由はこうです。食べたシュウ酸は、腸で吸収されて、やがて腎臓に運ばれます。そして、腎臓にもともとあったカルシウムと結びついて固まっていく。これが腎臓にできる結石。ところが、シュウ酸といっしょに大量のカルシウムをとると、シュウ酸とカルシウムは腎臓ではなく腸内で結びつく。じつは、結びついちゃったシュウ酸カルシウムはでかすぎて腸では吸収できません。で、そのまま便といっしょに外に出されるのです。

こう考えればわかりやすいかも。シュウ酸はカルシウムがいないと1人ぼっちでさびしいので、いとしいカルシウムを求めて腎臓に向かおうとするけれど、腸内でカルシウムと出会えば2人は結ばれて、無事からだの外に出られるってこと。めでたしめでたし。かんたんにいえば、カルシウムをたくさんとれば結石になりにくいってことなんですよ。そう、カルシウムをひかえよう、っていう指導は、まったくの逆効果だったわけです。

さて、じつは、ここでもう1つの新事実があります。意外な物質が、カルシウムとシュウ酸の恋をじゃましていたのです。その犯人は、脂肪酸。動物性脂肪などに多くふくまれる物質です。脂肪酸はカルシウムと相性が抜群。だから、腸の中でシュウ酸とカルシウムが結びつこうとすると、横からカルシウムを無理やりうばいとり、結びついてしまう。いわば略奪愛。あわれ、恋人をうばわれ1人ぼっちになったシュウ酸は、新たなカルシウムを求めて腸から、血液を通って腎臓に向かいます。そして、そこで新たなカルシウムと出会い、結ばれる……。

これがドラマならハッピーエンドともいえますが、結石になるんだからしゃれにもなりませんね。

ところでみなさん。日本人に尿路《にょうろ》結石をふやしてしまった犯人はわかりましたか？　いまの説明をちゃんと読んでいればわかったはず。日本人のカルシウム摂取量はやや不足ぎみのままずっと横ばい状態です。しかし、欧米化がすすんだ食生活では、動物性脂肪などからくる脂肪酸の摂取がふえ、その結果、結石がふえてしまったというわけ。これが、近年、日本で結石患者がふえた、大きな理由。

結石を防ぐにはカルシウムを多くとるばかりではなく、動物性脂肪をへらすことが大切だったのです。もちろん植物性脂肪もとりすぎてはいけません。これって、からだの健康のために望ましい食事の基本ですよね。さて、あらためて185ページにまとめた尿路結石の数々のナゾ、確認して下さい。以上で、すべて解明！です。

胆《たん》のうがたいへんなことに…

ここで、少しこわい話をせねばなりません。がんの進行に手を貸してしまったりもするとんでもない石があるのです。

それは、胆のうにできる「胆石」。推定患者数はなんと1000万人もいます。胆のうは、肝臓の下にある臓器で、脂肪分を分解するための消化液「胆汁」を一時的にためておく場所。この胆汁が何かの理由で濃くなりすぎると、その中のある成分が固まって胆石になります。チョー意外なその成分とは、なんと、コレステロール。動脈硬化の原因となって心臓病や脳卒中を引き起こすばかりか、石までつくってたんですね。で、この胆《たん》石の何がやっかいなのか？　それは、がんの診断のじゃまをしてしまうこと。

そもそも、この胆のうという臓器は、がんの検査をしにくい臓器なんです。通常、胃や腸などは、内視鏡で調べたり、細胞を摘出してそれを病理検査することで、がんができているかどうかを正確に知ることができます。しかし、胆のうはそれができないから、X線などの画像で推察するしかないんです。でも、胆石がたくさんできていると、肝心ながんをかくしてしまう。だから、何かの症状が出

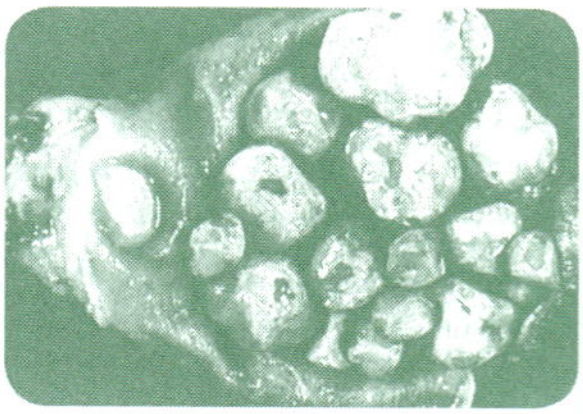

胆石…胆汁に含まれる
コレステロールが
固まってできる。

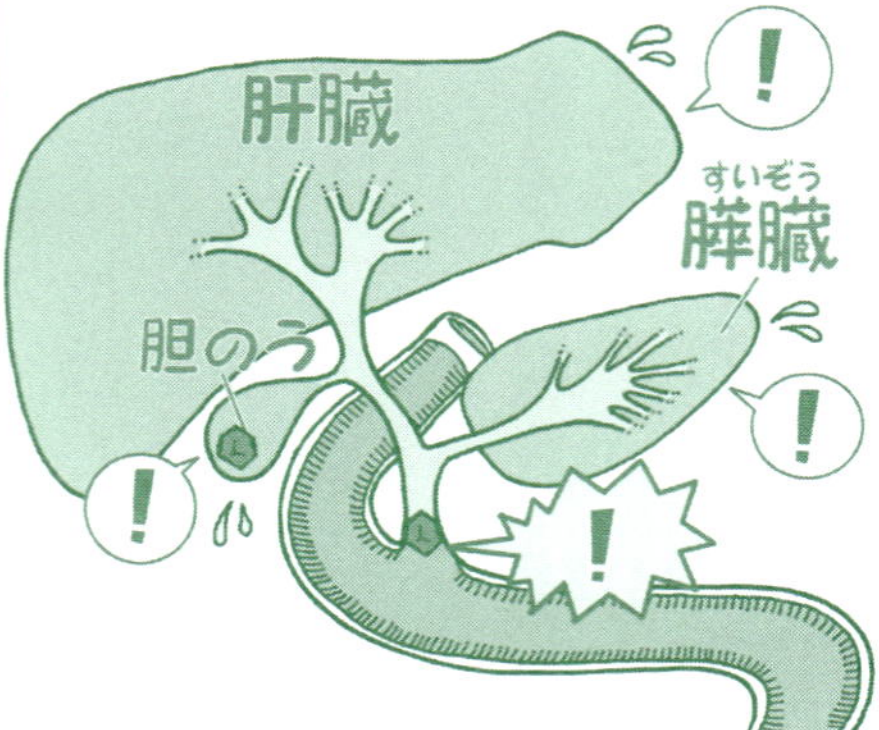

ここで引っかかるとたいへん！

て調べてみると、すでに胆のうがんが進行しているってこともあるのです。

胆石の場合も、石ができたからってそれだけで痛むことはまずありません。自覚症状がないまま&& すごしているうちに、胆のうの中が石だらけになってしまうことも。この胆石も、やはり転がり出たときが大問題。管につまって胆汁が流れにくくなると炎症や痛みが発生。逆流がひどいと肝炎の原因にもなります。さらに、ひっかかりどころが悪いとたいへん。もしも小腸のすぐ手前でひっかかると、膵《すい》臓《ぞう》にまで逆流して急性膵炎に。いきなりの大激痛だけでなく命にかかわる事態にもなります。

じつは、胆石もまた日本で急増しています。最大の理由は……おわかりですよね、材料がコレステロールですから。動物性脂肪のとりすぎや肥満です。やっぱり動物性脂肪が影響していたんですね。じゃダイエットした方がいいかというと、ちょい注意が必要。じつは、無理にアブラ抜きの食事をしたり、朝食を抜いたりすると、逆に石ができやすくなるのです。その理由は、胆汁が脂肪分を分解するための消化液だから。腸の中に長時間脂肪分がやってこないと、仕事がなくなった胆汁は胆のうから出ることなく、やがては濃縮されてしまうのです。

てなわけで、この石もまた、ほどよい健康的な食事がいちばんの予防ということですからね。すでに肉好き、ファストフード好きの方もいるでしょうが、いまならまだ間にあうはず。社会人になって食生活がいまよりも乱れてしまう前のみなさんに、石のお話をしておきたかった理由、ガッテンしていただけましたでしょうか？

ガッテン

病状訓

一、腎臓にせよ胆《たん》のうにせよ、
知らぬ間に結石ができてしまっている
「隠れ石もち」の人多し。
症状なくても、検査で有無を確認すべし。

一、日本人の食生活の乱れが大きな原因。
石ができるのはからだからの警告と心得るべし。

予防ノート

●尿路結石はシュウ酸カルシウムの結晶がたまったもの。防ぐには、十分な量のカルシウムを摂取すること。また、動物性脂肪などアブラをひかえた食事を心がけること。

●胆石は、これも動物性脂肪の摂取をひかえることで予防できる。また、朝食を抜くなどの乱れた食生活を改善すること。

●いずれにしても、自分のからだの中に結石があるのか、知っておくことが大切。エコー検査でわかるので定期的に受診を。

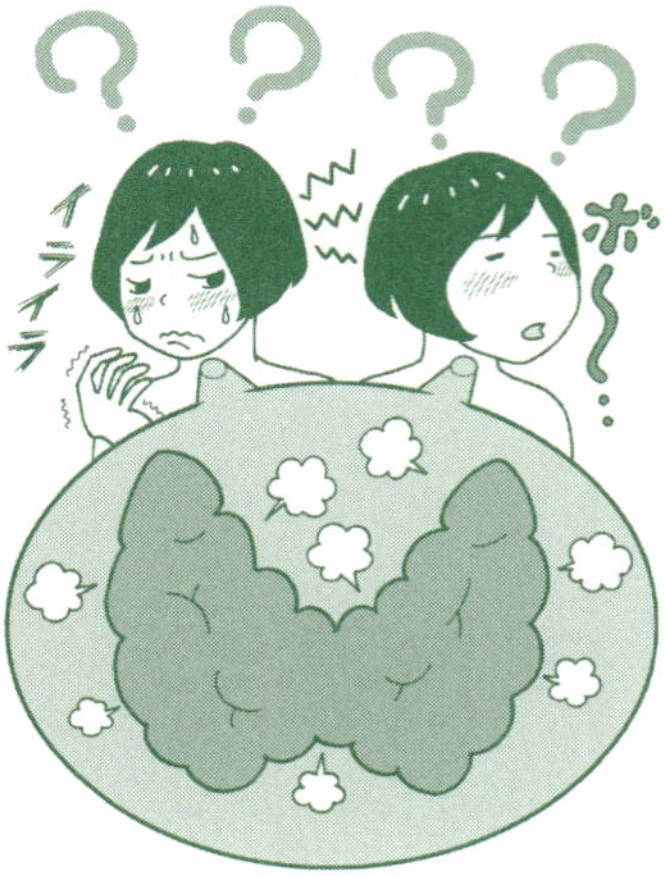

甲状腺異常

ワケわかんない体調不良、犯人がここにいたとは!?

推定患者数……5,000,000人
死亡数……306人
病気になりやすい年代……30代で急増し40代がピーク

問題

1 体内のホルモンの語源となったギリシア語の「ホルマオ」。この言葉の意味はどれか？

- □ 食べる
- □ 刺激する
- □ やっつける
- □ 転ぶ

2 男性ホルモンと女性ホルモンのはたらきによって男女の手の形にちがいが出るが、そのちがいとは何か？

3 かつて番組に登場したこの4つのキャラクターのうち、ホルモンではないのはどれか？

- □ インスリンくん
- □ レニンくん
- □ アディポネクチンくん
- □ アクアポリンちゃん

甲状腺の命令は絶対!

現在日本に、700万人の患者がいるといわれる「体調不良」で、そのうち、推定500万人は自分のどこに異常があるのか全然気づいていないという不思議な病気、それが甲状腺異常です。

そもそも「甲状腺」って、どこにあるかご存知ですか？　名前は聞いたことがあるけど……という人もいるかもしれません。もしかしたら、名前も聞いたこともない、なんていう人もいるかも。

この甲状腺、ちょうどわたしたちの

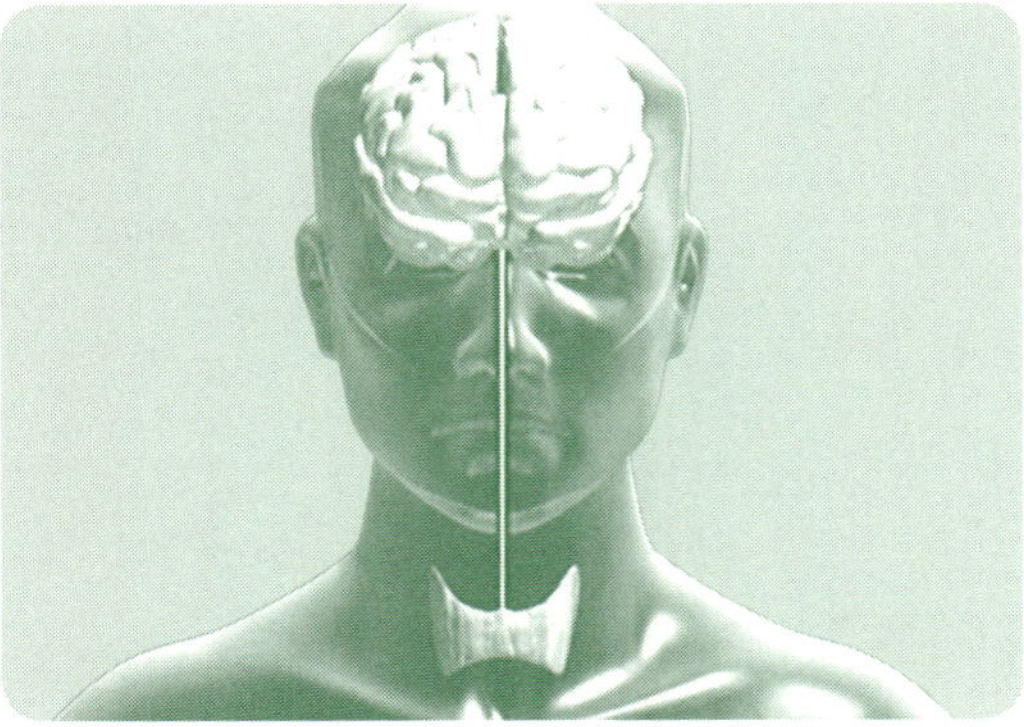

のどの部分に、蝶《ちょう》ネクタイのような形をしてついている器官。

あまり耳なれない器官ですが、この甲状腺がうまくはたらかなくなると、わたしたちはごくふつうの日常生活も送れなくなります。何がなんだかわからないような、体調不良が続くのです。しかも次々といろんな症状が。

09年には歌手の絢香さんがこの病気の治療のため活動を休止して話題になりましたね。

答え

1 刺激する

ホルモンがからだの器官を刺激しているようにみえることからこの名前がついた。

2 薬指の長さ

一般に女性は人差し指と薬指の長さがほぼ同じなのに、男性は人差し指よりも薬指のほうがわずかに長い。

3 アクアポリンちゃん

ホルモンとは、血液中を通って特定の器官に作用する物質。アクアポリンは細胞内にいて水分を調節する。

では、どのような症状が出るのか、整理してみましょう。

甲状腺異常による症状

・動悸《どうき》
・心拍数減
・下痢
・便秘
・多汗
・冷え性
・イライラする
・ボーっとする
・やせる
・太る

これらは、甲状腺異常によくみられる症状です。文字で見る分にはおそろしい病気という感じがしないという人もいるでしょう。が、ワケなく胸が異常にドキドキしたり、ずっと下痢が続く、からだが冷えて冷えてしょうがない……本人にとっては相当深刻なのに、人に話してもよくわかってもらえない。不眠や慢性疲労もあって動けないのにズル休みといわれたりして精神的にも追いつめられるケースも多いのです。

でも不思議ですよね。上の列と下の列、よ〜く見ると、同じ甲状腺の異常なのに、まったく正反対の症状が出ているということ。いったいどういうことでしょうか？　それを説明するには、この小さな蝶《ちょう》ネクタイくんがもともとどんなはたらきをしているのかから知っていただかないと。

甲状腺は、脳からの指令をうけて、ホルモンをつくり続ける器官です。ホルモンというのは、さまざまな臓器に出す、いわば「命令書」。ちょうど、メッセージが入ったカプセルのようなものを血液に流し、届けるイメージです。ふつうは、各臓器ごとに専用のホルモンがあります。たとえば、腸にだけはたらくホルモン

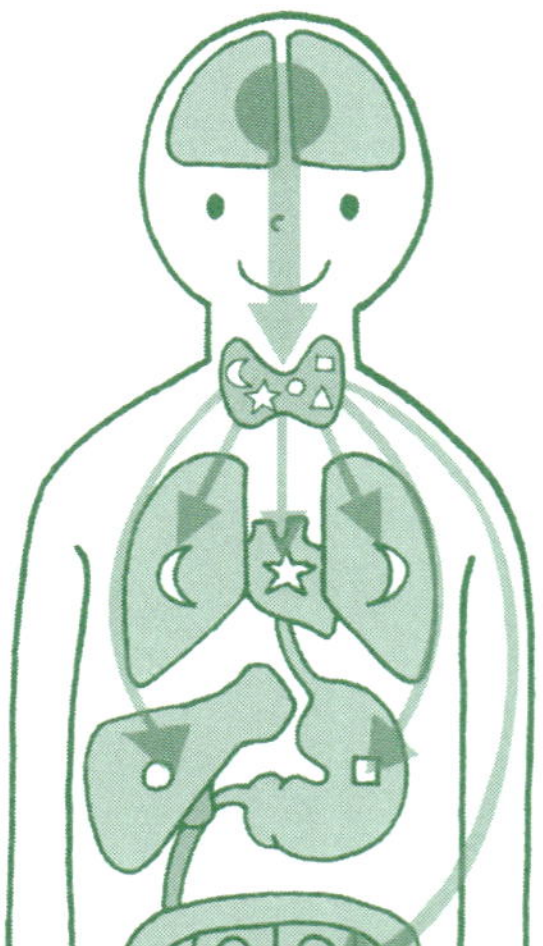

ホルモンの流れ

とか、心臓にだけはたらくホルモンのように。でも、甲状腺がつくる甲状腺ホルモンは、ちがいます。60兆もある、体中のすべての細胞にはたらきかけるという、絶対的なホルモンなんです。このホルモンの命令には、全身がしたがうしかないのです。

甲状腺ホルモンのメッセージにはどんなことが書かれているか？　それはひと言、「はたらけ！」という命令。

ですから、このカプセルをうけとった臓器は、一生けんめいはたらくようになる。たとえば、胃腸にとどけば、一生けんめい消化しようとし、心臓にとどけば、必死に血液を送り出そうとする。

じゃあ、ずっとはたらくのかというとそうではなくて、しばらくすると各臓器は休憩に入って、つぎのカプセルが来るのを待つってことをくりかえしている。人間と同じようなものです。こわい上司とか先生とかが見回りに来て「しっかりやれ！」って言われれば一生けんめいはたらくけど、しばらく放っておかれるとサボっちゃう感じ。

人のからだは、日々何度もこのホルモンの量を微妙にふやしたりへらしたりしながら、体調を整えしっかり活動できるようコントロールされているのです。エラいですよね。蝶《ちょう》ネクタイくん。

さて、するどい人は、もうここで先ほどの甲状腺異常の症状とのつながりに気づいたのではありませんか？

そうです。この甲状腺ホルモンが多すぎる人と、少なすぎる人によって、症状が正反対になるってこと。からだは、この甲状腺ホルモンの命令に逆らうことができません。だから、たくさんの命令が来れば、つかれてもつかれてもはたらかなきゃいけない。逆に、命令が来なければ、全身の臓器はなまけてばっかりということになります。最初に示した症状を整理すると、

	ホルモンが多い	ホルモンが少ない
心臓	動悸	心拍数減
胃腸	下痢	便秘
筋肉	多汗	冷え性
脳	イライラする	ボーっとする

一体重 ―― やせる ―― 太る

という状態になるんです。そう、つまり甲状腺異常には2種類の病気があるってこと。これが、甲状腺異常に見られる正反対の症状の秘密だったのです。

甲状腺ホルモンが多く出される病気を「バセドウ病」といい、少ない病気を「甲状腺機能低下症」といいます。

絢香さんは、ご自分がバセドウ病であることを公表しました。人知れずこの病気でなやんでいる人を力づけ、治療に立ち向かう勇気をあたえるとともに、まわりの人たちの理解をひろめようという、絢香さんらしい行為だったと思います。

あまりにも意外な、犯人とは……

さて、じゃあなんでそんなことになるのか。脳が命令して甲状腺がホルモンを出しているんだから、きっと脳のはたらきがおかしくなったんだろうと思いますよね。脳がたくさんホルモンを出すように命令するからバセドウ病に、命令しないから機能低下症になるって。ところが、全然ちがったのです。

最近、医学の進歩で、甲状腺ホルモンの数値だけではなく、この脳のはたらきも血液検査で調べられるようになっています。

実際に甲状腺異常の患者の甲状腺ホルモンの量と脳からの命令の量の数値を調べてみると、なんと、まったく予想と反対の結果が……。

不思議なことに甲状腺ホルモンの量が多いバセドウ病の患者では脳の命令がほとんど出ていなく、逆に甲状腺ホルモンがほとんど出ていない機能低下症の人は、脳の命令が大量に出ていたのです。

つまり、脳が命令を出していないのに、どんどん甲状腺ホルモンを出したり、脳がずっと命令を出しているのに、甲状腺ホルモンが出なかったりするってことです。これって、いったいどうして？　もしかして、甲状腺が脳の命令に逆って謀反《むほん》を起こしたの？

じつはそうではありません。別の悪人がいたのです。それはだれかというと、

「免疫」くんでした。え？　からだを守ってくれるはずの免疫が？

　この免疫くん、なぜか甲状腺に対して攻撃をくわえちゃうことがあるのです。すると甲状腺は、この刺激を脳からの命令だとカン違いして、ホルモンを大量につくってしまう。これが、バセドウ病の状態。このとき、体内には甲状腺ホルモンがたくさん出ているから、脳は「これ以上はいらない」と思って、命令をやめてしまう。だけど、免疫の刺激を脳からの命令だとカン違いしている甲状腺はホルモンを出し続ける。

　一方、機能低下症ではどうかというと、免疫に攻撃された甲状腺がダウン直前まで傷つけられてしまって、ホルモンを出すどころではなくなっているのです。からだの中にホルモンがたりていないと判断した脳は、一生けんめい「ホルモンを出せ！」って命令するのですが、甲状腺はもうフラフラで何もできない。これが、脳の命令と、甲状腺ホルモンの量があべこべになっていた理由なんです。

　そう、すべての犯人は「免疫」だった。残念ながら、なぜこんなことをするのか、いままだわかってはいません。少なくとも、からだのためを思ってやっていたはずではあったのでしょうが……。

甲状腺異常から心臓病や脳卒中？

みなさんが気になる症状の１つは体重の増加ですよね、きっと。甲状腺機能低下症になると、からだのあらゆる臓器の活動が減退するため、食欲も減退してしまいます。ところが不思議なことに、体重はふえていく。これは、からだがエネルギーを使わなくなってしまうからです。逆にバセドウ病の場合、たくさん食べても、からだがどんどん使ってしまうため、やせてしまうのです。

さて、ここでもっと深刻な話を１つしなければなりません。機能低下症は、ある重大な病気を引き起こすことがあるのです。それは、心臓病や脳卒中。なぜそんなことになるのかというと、コレステロール値が急上昇してしまうから。

通常、食物から摂取したコレステロールは、血液を流れるうち、細胞を形づくる材料としてとりこまれ、一定量をたもちます。ところが、機能低下症になり細胞があまり活動しなくなると、コレステロールが使われなくなって、血液はコレステロールだらけになってしまうのです。

でも、ご安心を。現在、血液検査の技術が向上し、治療法が確立されてきたため、ほとんどの人はつらい症状が出なくなります。バセドウ病の場合、甲状腺ホルモンをおさえる薬、機能低下症の場合、ホルモンをおぎなう薬で治療します。

ただし！　最初にお話ししたとおり、甲状腺異常の患者700万人のうち、500万人はそれに気づいていないというのです。さまざまな症状にまどわされ、次々といろんな病院をまわっては、原因がわからないといわれるケースも多く見られます。その間に症状が深刻化してしまう人も少なくないのです。

212ページのチェックシートで気になることがあったら病院で血液検査を受けることをおすすめします。

最後に、どんな人が甲状腺異常になりやすいかの話をします。それは、女性です。男性の5～20倍かかりやすいといいます。原因はまだはっきりしないけれど、女性ホルモンと関係があるともいわれ、出産後、女性の20人に1人が甲状腺に異常を起こすとされます。

免疫が過剰にはたらいて、自分自身を傷つけてしまうために起こる病気を「自己免疫疾患」といいます。女性にこうした病気が多いのは、ウイルスや病原菌などの外敵から身を守る機能が強いからとも考えられます。女性として生まれたばっかりに……という理不尽な気持ちにおそわれる人もいるでしょう。残念ながら男性の私には、気持ちを察することしかできませんが、こうして病気のメカニズムや人体のしくみについて知れば知るほど、「女性」の存在を尊く感じるようになりました。

子孫を残すという大役を荷っているために、女性のからだがつね日ごろしていることのすごさ。そのメカニズムがあまりに緻密なために、ときとしてひずみが生じてしまう。男性としてできることは、第一歩として、まずは、よく知りよく理解してあげること。せめてそれくらいは、しっかりやらねば、ですね。

チェックシート

バセドウ病（甲状腺がはれる）

- □動悸
- □汗が出る
- □下痢

機能低下症（甲状腺ははれない）

- □倦怠感
- □冷え性、皮膚の乾燥
- □便秘

□イライラ、不眠
□食欲があるのに体重減
□コレステロール値の低下

□記憶力の低下
□食欲がないのに体重増
□コレステロール値の上昇

ガッテン

病状訓

一、原因不明で症状多様の体調不良。
甲状腺異常はうつ・なまけ・更年期障害などとも
誤解されやすい。
本人だけでなくまわりもよく理解することが肝心と
心得るべし。

一、ホルモンは10億分の1g単位の
ごくごくわずかな増減で体調を変えてしまう。
そういう病気もあると心得るべし。

予防ノート

●チェックシートでうたがわしい項目があれば、迷わず医師に相談する。血液検査の精度が上がり、確実に甲状腺異常が見つかるようになった。

●検査費用は、保険3割負担で約1500円ほど。一般の血液検査でも、コレステロール値の上昇・下降が気になったらうたがってみること。

●ストレスが多い人、花粉症の人、出産後の人は甲状腺異常が起こりやすいのでとくに注意。

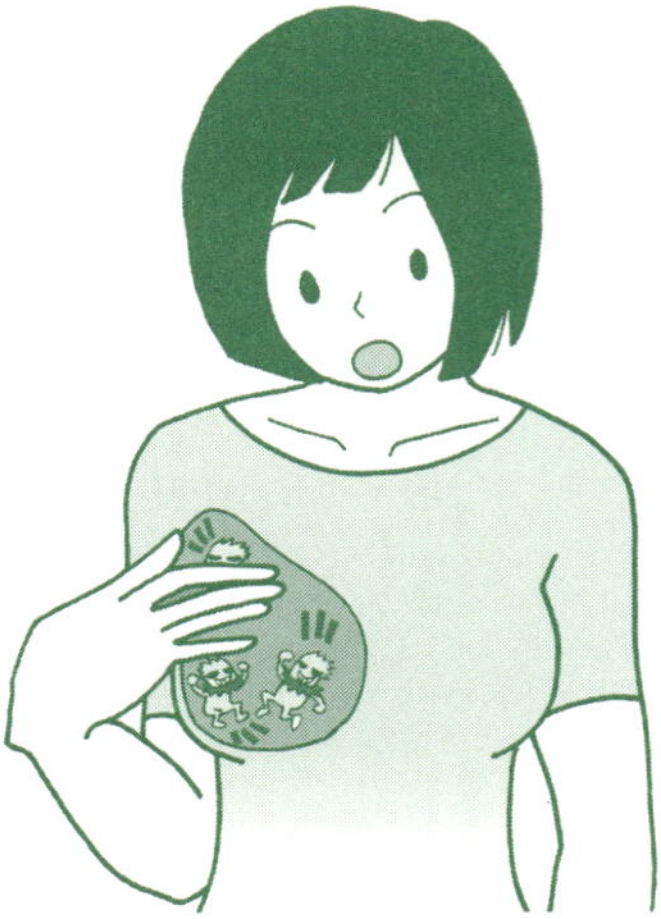

乳がん

しこりを見つけられない人がいるのは、なぜだ!?

推定患者数……179,000人
死亡数……11,890人
病気になりやすい年代……30歳代から高齢の女性

問題

1 マナティーは人間と同じく2つの乳房をもっているが、それはからだのどこについているか?

- □ 胸びれのつけね
- □ 背中
- □ おへその横
- □ 尾びれのつけね

2 枕詞で、母のことをさす「垂乳根」。この言葉と同じ名前のついた天然記念物はどれか?

- □ 木
- □ 鍾乳洞
- □ ニホンザル
- □ タラ

3 乳がん撲滅のシンボル「ピンクリボン」のキャンペーンで実際におこなわれているのは?

- □ ピンクリボンで大凧をあげる
- □ ナイアガラの滝をピンクにライトアップする
- □ ホワイトハウスをピンクにぬる
- □ ピンクの子ブタがパレードをする

運命を分ける499円⁉

女性にもっとも多いがんが乳がんだって知ってましたか？ 1975～2005年までの30年間で、乳がん患者数は3.4倍にふえていて、1年に1万人が乳がんで亡くなっています。乳がんは、乳房にしこりができるため、自分で発見できるがんです。患者のうち、80％は自分でがんを発見したそうです。自分で発見できるがんなのに、年間に1万人もの人が亡くなっている……。いったい、どうしてこんなことになっちゃうんでしょうか？

助かる人と亡くなる人、その差は499円……というとなにがなんだかわかりませんよね。じつはそれ、1円玉と500円玉の差なのです。

もちろん、初詣のお賽《さい》銭をケチると乳がんになる、なんて話ではなく、どのくらいの大きさのしこりを見つけたかによって、運命が大きく変わってくるということです。

1円玉サイズ、つまり、**2㎝以下のしこりならば、それは早期の乳がん**。この状態なら、がんが転移している可能性が低く、10年後の生存率は90％もありますし、手術しても乳房を残す乳房温存治療が可能です。しかし、2㎝以上の大きさの500円サイズで見つかった場合、がんの転移の可能性が高まり、治療は長期化します。もちろん、温存療法の可能性も低くなるし、10年後の生存率も下がってしまいます。

答え

1 胸びれのつけね

人魚のモデルともいわれるマナティーは左右の胸びれのつけねに1つずつ乳房をもっている。授乳のようすもまた人の姿に通じるものがある。

2 木

青森県に深浦町にある垂乳根の木と呼ばれるイチョウの木が天然記念物になっている。

3 ナイアガラの滝をピンクにライトアップする

イギリスのケンジントン宮殿、イタリアのピサの斜塔など、世界30か国でライトアップが行われている。

じつは、自分で発見した人のうち、1円玉サイズで見つけた人はたったの4割程度。残りの6割の人は500円玉サイズ以上になるまで気づかなかったということになるんです。

ではどうすれば1円玉サイズのうちに、乳がんを自分で見つけられるようになるのでしょう。

乳がんのウソ・ホント！

乳がんを予防するには、乳がんについて知らなければなりません。

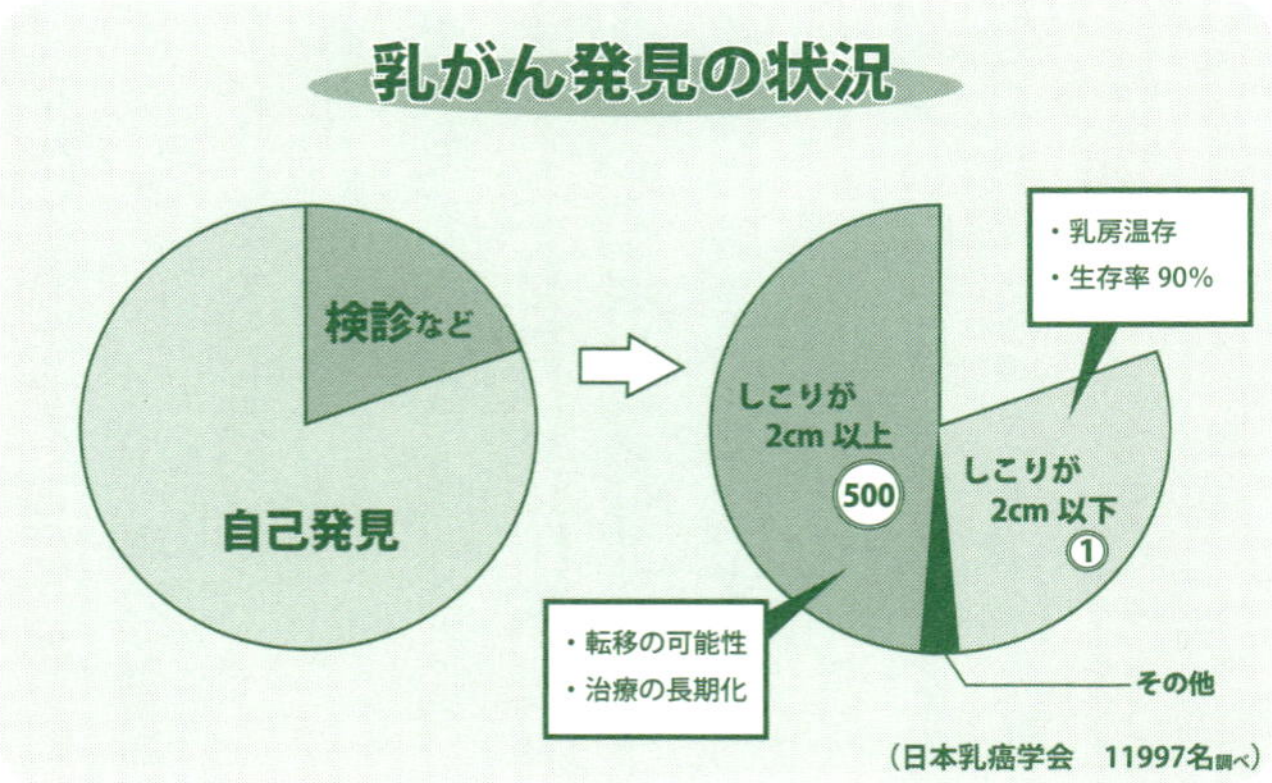

がんというのは、細胞の遺伝子が傷ついてそれがそのままコピーされて、分裂をくりかえすうちにできてきますよね。だから、がんになりやすいのは、もともと細胞の分裂が活発におこなわれている場所です。たとえば、胃や大腸の粘膜細胞など、いつも活動していて、細胞がたえず分裂しているような臓器。……でも、乳房って、そもそも臓器って感じがしませんよねぇ。

しかしながら、乳房は子どもを育てるための母乳をつくる、立派な臓器なのです。乳房の内部にある「乳腺《にゅうせん》」は、赤ちゃんを授からなくても、月に1度、活発に分裂をしています。そのカギをにぎっているのは、女性ホルモン「エストロゲン」。そう、卵巣から分泌《ぶんぴ》される、女性の月経と関係のあるホルモンです。このエストロゲンは、毎月1回、赤ちゃんができるための準備をしています。赤ちゃんができたらすぐに母乳をあげられるように、乳腺の細胞にはたらきかけます。乳腺の細胞には、活発に分裂するためのスイッチのようなものがあり、月に1回、エストロゲンがそのスイッチを入れると、さかんに分裂をするのです。ここでできたがん細胞は乳腺の細胞が変身したものなので、やはりエストロゲンに反応するスイッチをもっています。だから、月に1回、がん細胞も活発に分裂をして、どんどん大きくなっていくというしくみなんです。

じゃあ、しこりはどのようにできるのでしょうか。これは乳腺のまわりにある繊維質が原因です。成長したがん細胞が乳腺を破って外に出ると、まわりの繊維質をまきこむように成長していきます。この繊維質によって、乳がんはかたくなり、それがしこりとなるのです。

さて。女性ホルモン、エストロゲンがこうまでかかわっているってことは、閉経後の女性は乳がんにならないってことじゃないですかねえ。

たしかに閉経後の女性は乳がんはできないという説もありましたが、これはまちがい。エストロゲンが分泌されなくなっても、乳腺の細胞は分裂をするんです。

その犯人は、脂肪細胞！　なんと脂肪細胞がエストロゲンを分泌していたのです。だから、閉経後でも乳がんになります。調査によると、60～70代の女性の乳がんが、思いのほか多いことが判明。さらに、80代の女性の乳がん患者数は、30代女性とほぼ同数だっていうんだから、びっくりです。

閉経後は乳がんにならないという俗説は「ウソ」。「閉経後の女性でも肥満の人は乳がんに注意」が、「ホント」の話です。

しこりはなぜ見つけられないのか？

なんとしても乳がんを2センチ以下で見つけたい。でも、なかなか自分で早期に発見できないのはなぜなのか？

そこで番組では、30～70代までの女性10人にある実験をしてもらいました。使用したのは、医療関係者も練習で使用するという、乳がん触診モデル。

この乳房のモデルには、5つのしこりがかくされています。はたして10人の女性はしこりを全部見つけることができるのか？

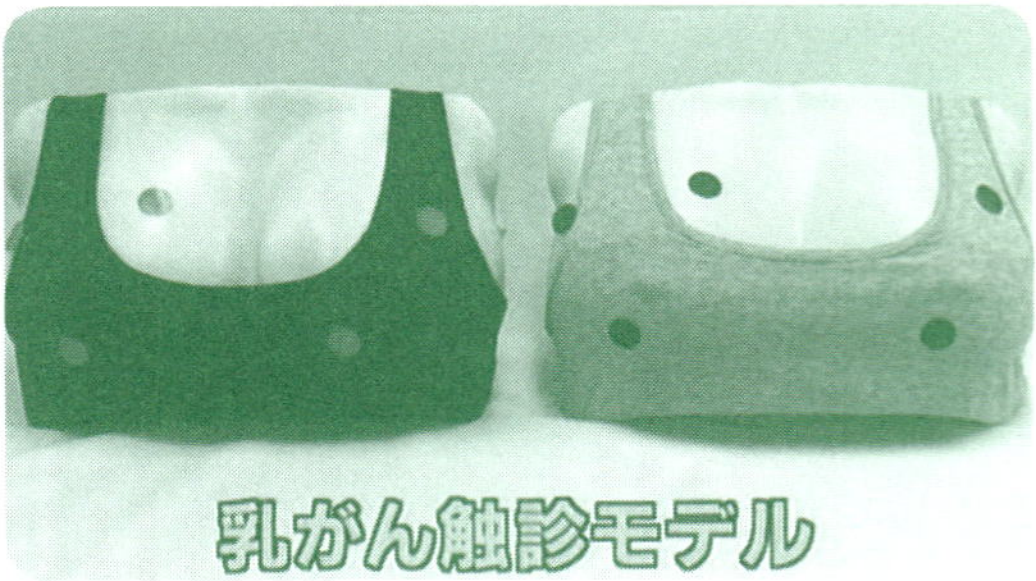

結果からいってしまうと、５つのしこりのうち、４つ以上見つけた人は５人。３つ以下しか見つけられなかった人が５人。

見つけられる人とそうでない人では何がちがっていたのか。さわり方や探し方はみんなバラバラ。さする人がいれば、指でおす人もいる。見つけたしこりの数との関連性は見られませんでした。

両者の運命を分けたのは、とっても意外なことだったんです。それは何かというと……。

４つ以上見つけた人たちに共通していたのは、毎月１回は自己触診をしていたということ。３つ以下の人たちはすべて、

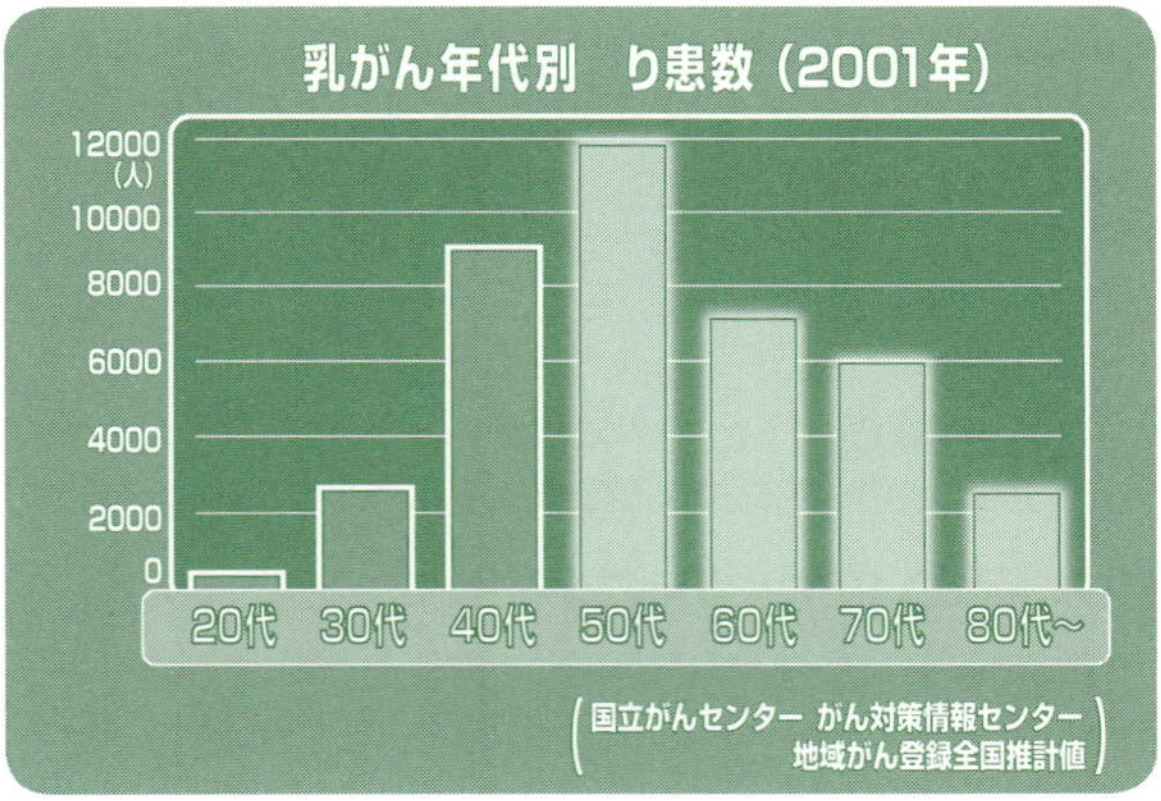

40～50代がピークだが、60～70代で発症する人も多い。

自己触診をしたことがない、あるいは、ほとんどしていないという人。そう、大切なのは、ふだんから自分の乳房にさわる、つまり、乳房になれること。これが、早期にしこりを見つけるポイントだったのです！

ふだんの自分の乳房の状態を知っているからこそ、異常に気づくことができる。ある調査では、月に1度は自己触診している人が見つけたしこりが2.1㎝なのに対し、自己触診をしていないか、ときどきしかしていない人が自分で見つけたしこりの大きさが3.3㎝という結果も出ています。まさに1円玉と500円玉！ 大事なのは「なれ」だったのです。

マンモグラフィーは夢の検査機器か？

マンモグラフィーという言葉を耳にすることがあるのではないでしょうか？ 最先端の乳がん検査機器です。このマンモグラフィーを使うと、おどろくなかれ、

1㎜以下のがんを見つけることもできるというのです。これは、石灰化というがんの兆候を見つけ出すことができるから。アメリカではマンモグラフィーの導入で、乳がんでの死亡率が15％も低下したという報告もあるほどで、まさに、画期的な検査機器！

　しかしながら、このマンモグラフィーにも弱点がありました。なんと、40代女性の検査では、3割もの乳がんを見おとすという指摘もあるのです。それじゃあ、意味ないじゃん……。

　その理由はこういうこと。マンモグラフィーの映像では、脂肪は黒く、乳腺は白くうつります。そして、がん細胞は、

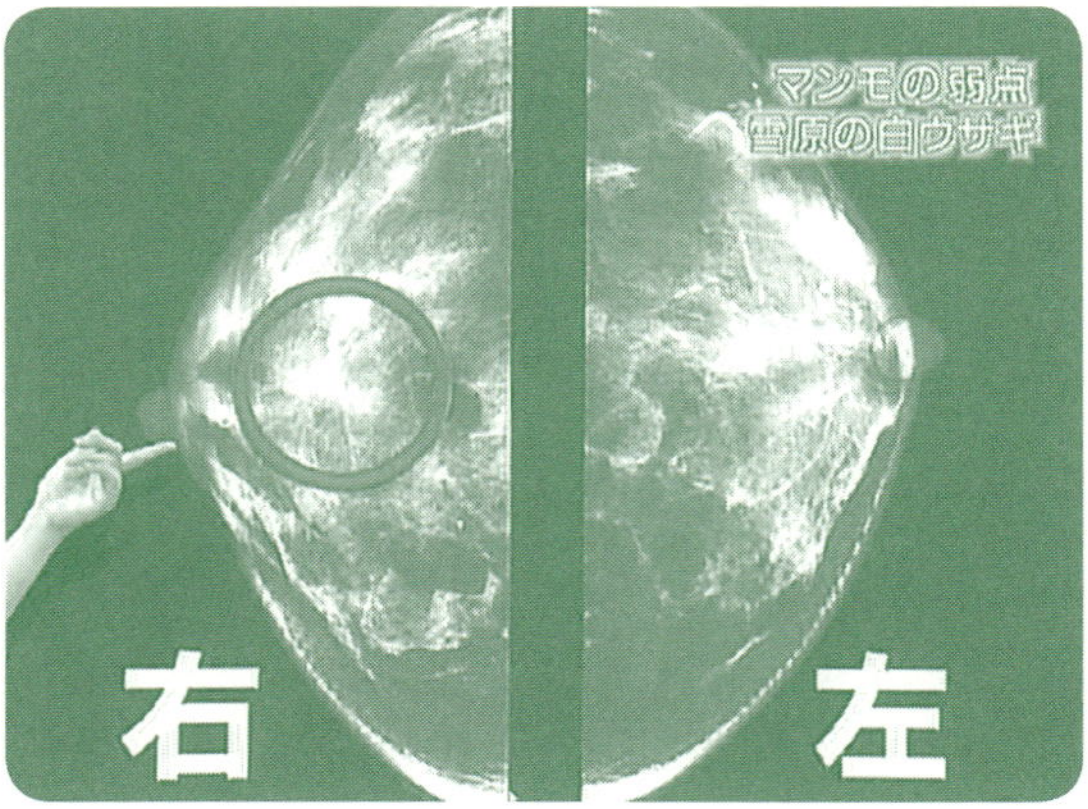

がんが乳腺の白さにまぎれてわからない場合がある。

乳腺と同じく白くうつります。だから、乳腺の活動が活発な閉経前の女性の場合、乳腺の白い部分が多いため、同じく白くうつってしまうがん細胞が見えにくくなるんです。いわば、雪原の白ウサギ状態。

つまり、マンモグラフィー検査は、閉経後の女性にとってはかなり有効だけど、閉経前の女性にとっては夢の検査機器ではなかった……。残念。

じゃあ、どうすればいいのか。閉経前の女性の場合、マンモグラフィーではなくエコー診断が有効です。ただし、マンモグラフィーほど初期のがんを発見することはむずかしいので、やはり、自己触診をおこなったりして、自分のからだの状態をしっかり知っておくことが大切なのです。とくに乳がんができやすいタイプの人はなおさらです。では、どんな人がなりやすいのか。

それは女性ホルモンに、長期間多くの影響をうけている人。具体的には……。

乳がんのハイリスク因子

・初潮年齢が早い
・閉経年齢がおそい

・出産経験が少ない
・閉経後の肥満
・家族歴がある
・身長が高い

身長が高いというのは意外な感じがしますが、思春期に早く女性ホルモンが出ると、身長が高くなるといわれているんです。

正しい自己触診と、衝撃の事実……

乳がんは定期検診とともに、自己触診を続けることがいちばんの予防です。やり方はいろんなところで紹介されているので、自分でちゃんと調べておいてください。見おとしがちな点は、触診する範囲。がんができるのは、乳腺がある場所ですから、鎖骨の下までしっかりたしかめること。脇の下はリンパ節がありますから、そこまでしっかりチェックします。何よりも大切なのは、続けること。ふだんの乳房の状態を知ることで、異常に気づくことができるのです。

最後に、衝撃の事実をお知らせします。

乳がんは女性だけの病気ではありません。じつは、男性にも乳腺はあるのです。乳がん全体の１％が男性だという報告もあります。高齢者に多く、そのしくみは閉経後の女性の乳がんといっしょですから、やはり、肥満には注意が必要。メタボ対策は男性の乳がんを防ぐことにもなるんですよ。

ガッテン

病状訓

一、乳がんは自分の手で早期発見できる、唯一のがん。
見逃すなかれ。

一、明暗の差は４９９円也。
ふだんの自分を知ることが
命を守る最強の防御策と心得るべし。

予防ノート

●自己触診と定期健診によって、早期発見をするのがいちばんの予防法。検診は、閉経後の女性はマンモグラフィー、閉経前の女性はエコー診断が有効である。

●自己触診では、頻繁にさわって、自分の乳房の状態をしっかり知っておくことで、ちょっとした異常にも気づくことができる。

●女性ホルモンが増殖に大きく関与するが、脂肪細胞のはたらきで乳がんになることも。

●閉経後の女性や男性も同じしくみでがんになることがあるので、肥満に注意。

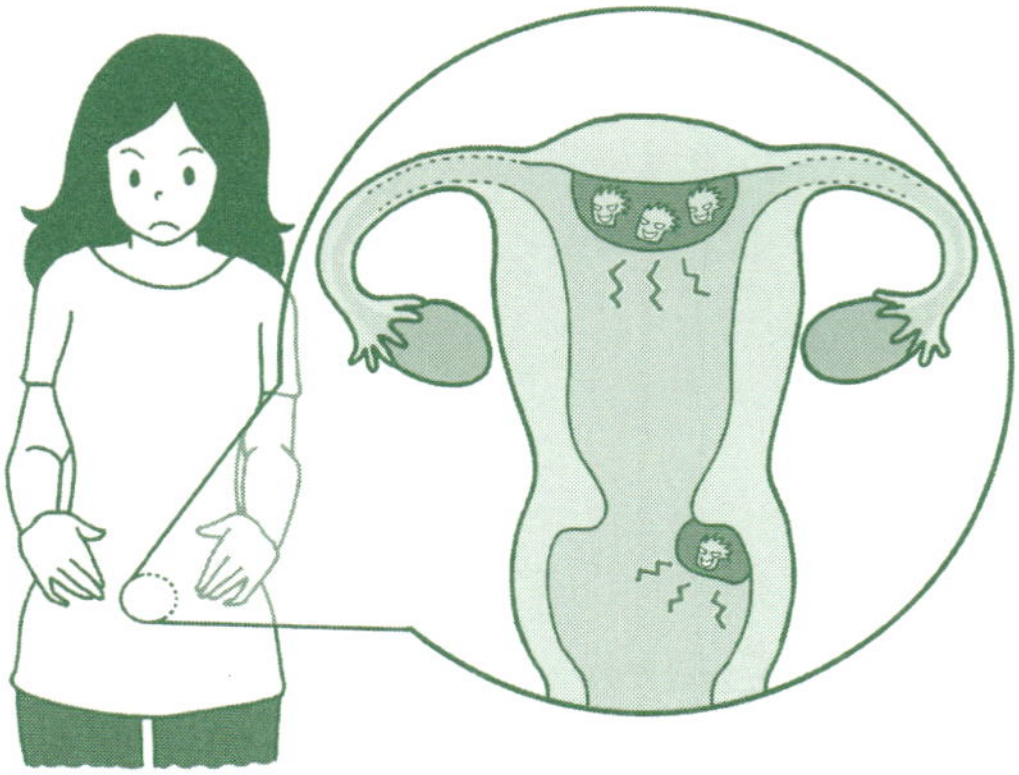

子宮がん

何度も検査してたのに 見逃されたのは、なぜだ!?

推定患者数……41,846人
死亡数……10,809人
病気になりやすい年代……20代からの女性

問題

1 ヒポクラテス（紀元前460～377年頃のギリシアの医者）**が考えた、子宮が原因で起こる病気とは？**

□ 貧血
□ リューマチ
□ ヒステリー
□ 便秘

2 妊娠していない成人女性の子宮の大きさはどれくらい？

□ プチトマト
□ たまご
□ リンゴ
□ メロン

3 がんが1cm角になるにはどれくらいかかる？

誤解がいっぱいの子宮がん事情！

子宮がんもまた、女性にとって深刻な病気。進行すれば、子宮や卵巣を摘出しなければならない場合もあるし、さらに進行すれば全身に転移して命にかかわります。

ただ、早期発見が大切なのはほかのがんと同じなのですが、子宮がんにかんしてはおどろいちゃうほど特殊です。それは**なんと！「がん」になる前に見つけることができてしまう**んですよ。

ですから、とうぜん、子宮がん検診を受けるべき……なのですが、実際のところ、多くの人が検診を受けていない。その理由は痛そうとか、こわいとか、みなさんくらいの年齢だと、まだ若いから大丈夫って思っている人も多いから。

確かにがんは中年以降にふえる病気です。ところが、**20代や30代の女性にも子宮がんがふえています。**30代の女性の子宮がんは、40代女性とほぼ同数。決して遠い未来ではありません。なんと、年間1万人以上が子宮がんで亡くなっているんです。検診さえ受ければ、がんになる前に見つけられるっていうのに！

じつは子宮がんの原因は、とっても意外な、「あるもの」。しかも、**女性の病気なのに、男性にも関係があった**のです。

さらに、子宮がんの検診にはすごーく大きな誤解もありました。それらを知らないと、早期発見のチャンスをのがしちゃうかも！

答え

1 ヒステリー

「ヒステリー」はドイツ語だが、もともとは古代ギリシア語のある方言で子宮を表す言葉に由来する。ただし、ヒステリーの症状と子宮は関係がないとわかっている。

2 たまご

子宮は通常は鶏卵と同じ7センチくらい。厚い筋肉におおわれ伸縮性にとむ器官で、妊娠時には35センチにまでなり、出産後またもとにもどる。

3 およそ9年

1個のがん細胞が分裂をくりかえして1cm角になるまでには、長い時間がかかる。ただしその後は、たった3年で10cm角にまで成長するので、早期発見が大切である。

子宮がん検診の落とし穴。2つの子宮がん

がんになる前に見つけられる……はずではあるのですが、世の中には検診を受けていたのに子宮がんを見つけてもらえなかったという人もいます。べつに、検査したのがやぶ医者だったわけじゃなく、子宮がん検診に対する誤解が引き起こす悲劇。受けるべき検査をまちがえちゃうからなのです。

Aさん（40代）もそんな一人。毎年のように受診して異常なしといわれていたのに、あるとき、「進行した子宮がん」と宣言されました。じつはひと口に子宮がんといっても、できる場所も性質も原因もまったくちがう2種類のがんがあったのです。それは子宮頸《けい》がんと子宮体《たい》がん。Aさんに見つかったのは子宮体がん、毎年受けていたのは子宮頸がんの検査だったのです。そんなぁ〜って感じですよね。悲劇をくり返さないためにも、よーく知っておいてください。

子宮は、子宮体部と、子宮頸部《けいぶ》と呼ばれる部分に分かれています。これらは、

それぞれはたらきがちがう。だから、できるがんも性質や種類がちがう。

頸《けい》というのは「首」のこと。入り口から奥にのびている通路の部分です。10代をはじめとする若い人がかかりやすいのが子宮頸がんです。一方、その奥の赤ちゃんが育つ部屋、子宮本体にできるのが子宮体がん。こちらは主に閉経後の女性がかかり、若い人はまずめったなことではかかりません。同じ子宮なのに、なぜこんなちがいがあるんでしょうか。それを知るには女性ホルモンのはたらきを知る必要があります。

卵巣から分泌《ぶんぴ》される女性ホルモンには2種類あって、それぞれ別の仕事をして

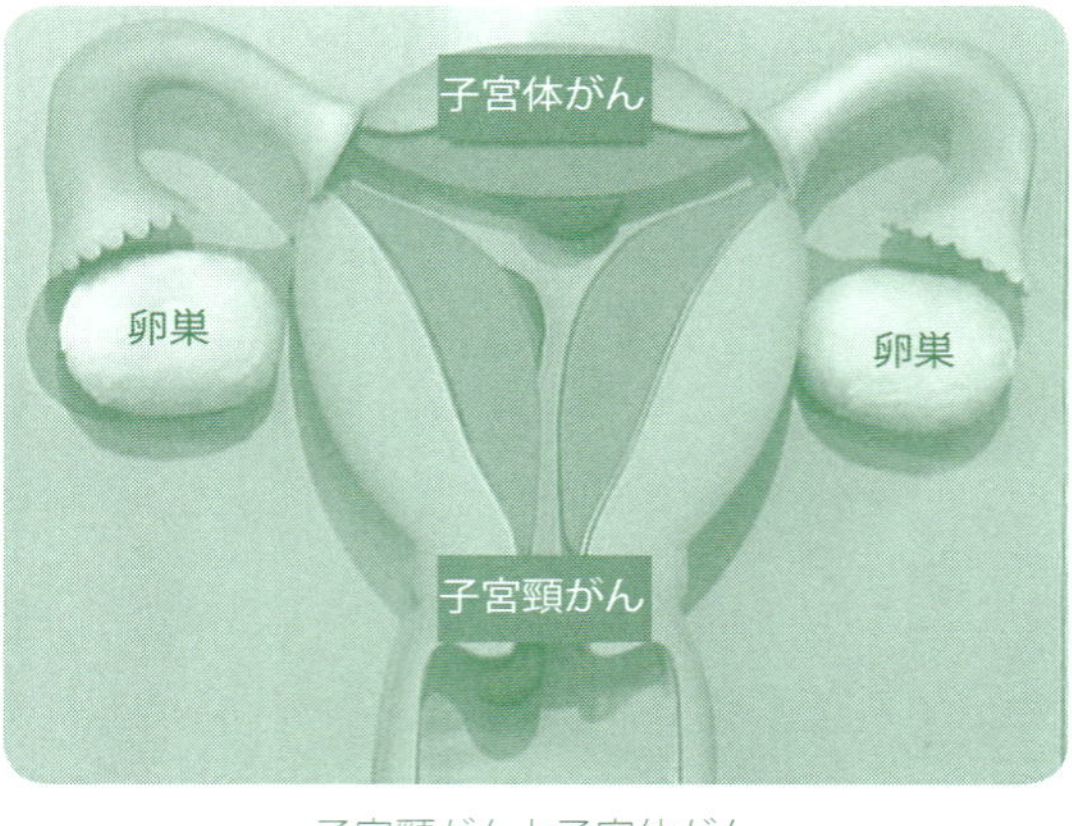

子宮頸がんと子宮体がん

います。その1つ、エストロゲンのお仕事は、毎月1回、子宮内膜の細胞分裂を活発にして子宮の壁を厚くすること。いつ赤ちゃんを授かってもよいように、ベッドをつくるはたらきです。

もう1つのプロゲステロンのお仕事は、受精卵を着床しやすくすること。いわばベッドをふかふかにするはたらきです。それと、2週間ほどして着床しなかった場合には、また新しいベッドを準備するためにいったんリセット。厚くなった内膜をはがしおとすはたらきもあります（これが流れ出るのが月経です）。これらのいとなみは、結婚しているいないにかかわらず、10代から50歳前後まで毎月1回おこなわれています。

さて、いよいよそれと子宮がんがどう関係しているか、です。

これまでにもお話ししてきたように、がんはさかんに分裂する細胞で生まれやすいもの。エストロゲンが細胞分裂をうながす子宮の内膜もとうぜん発生しやすい場所です。にもかかわらず、閉経前の女性がほとんど子宮体がんにかからない理由は……もうおわかりですね。そう。プロゲステロンちゃんが、月に1回リセットして洗い流してくれるから。もしがんが生まれていても、大きくなる前に追い出されてしまうのです。

　ということはやはり子宮体がんはプロゲステロンが引退しちゃってリセットしてくれない閉経後の子宮内膜に発生する……あれ？　あれれ？　閉経して女性ホルモンが激減するってことはプロゲステロンだけじゃなくエストロゲンもはたらかなくなるってことですよね。となると、子宮内膜は分裂しなくなるんだから、がんも発生しにくいはず。なのにどんどんふえてるってどういうこと？

　なんとですねえ…。いたんですよ、閉経後にエストロゲンをつくりだしちゃう、いや〜なヤツが。それは乳がんのところでも紹介した、脂肪細胞。まったくなんてことしてくれるんだって感じですよね。こうして、よそもののエストロゲンのせいで閉経後にがんがもし生まれちゃうと、プロゲステロンがいないんでリセットもなし。エストロゲンの独壇場《どくだんじょう》でどんどん増殖してしまうというわけ。実際、肥満の人の子宮体がんの危険度は標準体型の人の2.5倍もあるという調査結果もあります。ご家族や親戚に、太った中高年の女性がいらっしゃったら「体がん」の方の検査をすすめてあげてくださいね。

　では、どんな注意が必要なのかってことなんですが、いちばんのサインは、不正出血です。月経以外の出血があった場合、がんや細胞異常が起こっている可能性がある。これががんを見つけるための大事なサイン。子宮体がんになった、またはなる直前の人の9割に不正出血が見られるといわれています。子宮が悲鳴をあげているのかも。

ウイルスでがんになる？

さて、ここからは、若い人にも大いにかかわる、子宮頸《けい》がん。子宮の入り口付近（子宮頸部）にできるがんです。

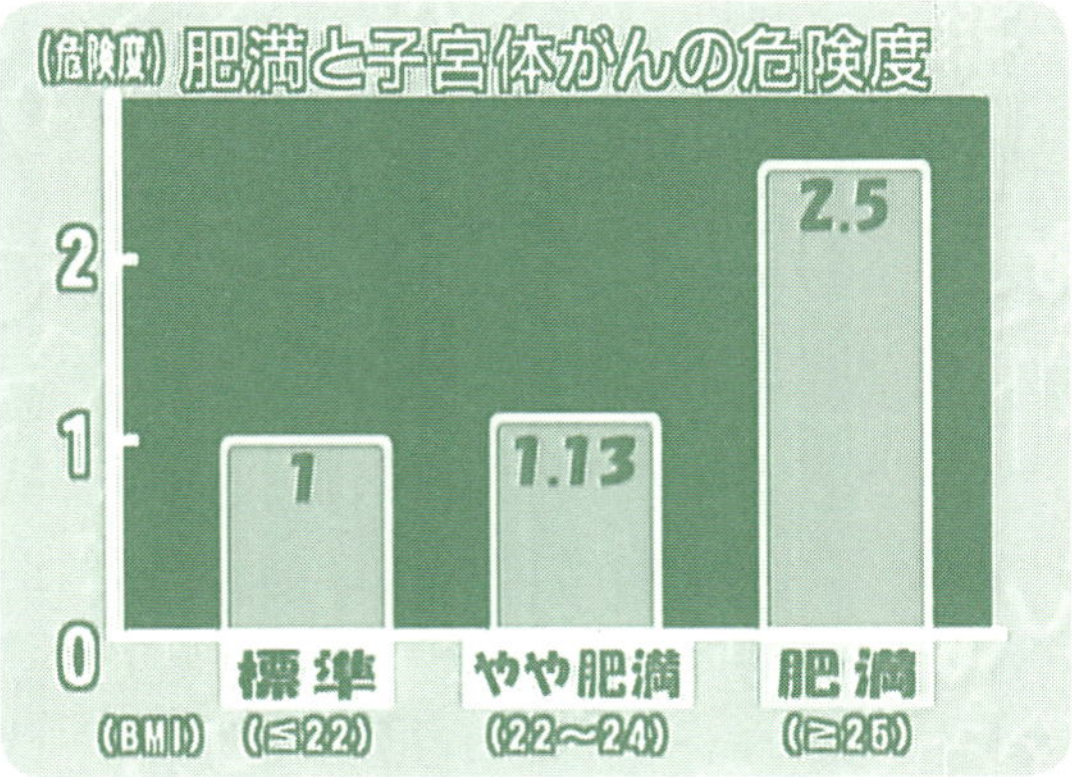

肥満と子宮がんの危険度

女性だけでなく、男性にも、すごーく関係しています。

20～30歳代の女性における子宮頸《けい》がんのり患率は年々増加しています。

１９８５年と２０１２年との比較では、30歳～34歳では2.6倍にもなっています。

（国立がん研究センターがん対策情報センター資料より）

じつは、この子宮頸がんこそが、がんになる前に発見できる、めずらしいがん。

さらにいえば、あらかじめ予防接種で防げちゃったりもするがんなのです。

ん？　予防接種で防げるってことは、インフルエンザみたいな感染症ってこと？　がんなのに？

そうなのです。じつは、この子宮頸がん、とっても意外なものが原因になっていました。それは、ウイルス。でも、「がんウイルス」なんてあるわけないことは、もうおわかりですね。「がん」の項目に書いたとおり、がんは自分自身の細胞が変身したものだからですよ。

じゃあどんなウイルスかというと、かなりいやな感じ。

わたしたちの細胞を形づくる設計図・遺伝子の中には、がんに変身しそうになったときに、自らの増殖を抑えてくれるプログラム、「がん抑制遺伝子」があらかじめセットされています。ふだんから細胞分裂をくり返していて発がんの可能性のある子宮の入り口近辺は、この監視プログラムのおかげで守られているのです。……が、そこにこのウイルス、ヒトパピローマウイルス（ＨＰＶ）が侵入すると悪さをしちゃう。

なんと、がん抑制遺伝子に自分のＤＮＡを送りこんで一部書きかえをしてしまうのです。すると、がんに変身しかかった細胞の増殖を止められず、やがてはがん細胞がふえちゃうというわけです。

そんなウイルス、感染したくないですよね。でも女性の7～8割は、一生のうち一度は感染するといわれています。感染経路は男性から、性交渉を通して。だからといって恋愛・結婚しちゃダメなのかというとそうでもありません。なぜならば、感染しても、その9割は1～2年のうちに自然消滅しちゃうのです。

じつはヒトパピローマウイルスというのは、１００種類くらいあって、がんに進行するのはそのうち数種類の悪性のもの。そして、なおかつ運が悪い場合のみ。

しかも！　もし自然消滅しなくてもがんになる前に見つけることが、けっこう簡単な検査でできちゃうのです。これが、とっても重要なんです。

痛そう。こわそう。本当にそう？

悪性のＨＰＶに感染しても、子宮頸《けい》部の正常な細胞ががんになるまでには、５年くらいかかります。その間に見つければよいのです。完全にがん化する前に、変身途中のヘンな姿になった細胞が現れます。それが、「軽度異形成」と「高度異形成」と呼ばれるもの。文字通り、「軽〜くヘンな形」と「かな〜りヘンな形」という意味です。軽度異形成ができても、ほとんどの人が自然に正常な状態にもどります。だから見つかっても定期的に検査して、高度異形成に進行していないか確認するだけで大丈夫。高度異形成になってしまったら、６割くらいはがんにすすむといわれていますが、この段階なら治療すれば、ほぼ１００％治っちゃいます。そして、この段階で治療する最大のメリットは、子宮を切除する必要がないということ。大切な子宮を守ることができるんです。早期に発見するためには、２年ごとに検査すれば十分です。とはいうものの、やっぱり検査には抵抗がありますよね。多くの女性は、子宮がん検診が「痛いんじゃないか？」「なんとなくこわい」といいます。

でも、実際に検診を受けてみると、「え？ もう終わり？」っていうくらいなんですって。めん棒のようなもので、頸部をこすって、そこにくっついた細胞を顕微鏡で見るだけ。もちろん、痛みはほとんどありません。デリケートな部分なので、男性のわたしにはわかろうにもわかり得ない「心の葛藤」はあるかと思います。ただ、異形成が見つかった人あるいは、がんの治療を経験した女性たちが、「たいへんな目にあう前に検査を受けようよ」と呼びかけているＨＰやブログもいくつもあります。検索して、同じ女性の声に耳を傾けてみてください。

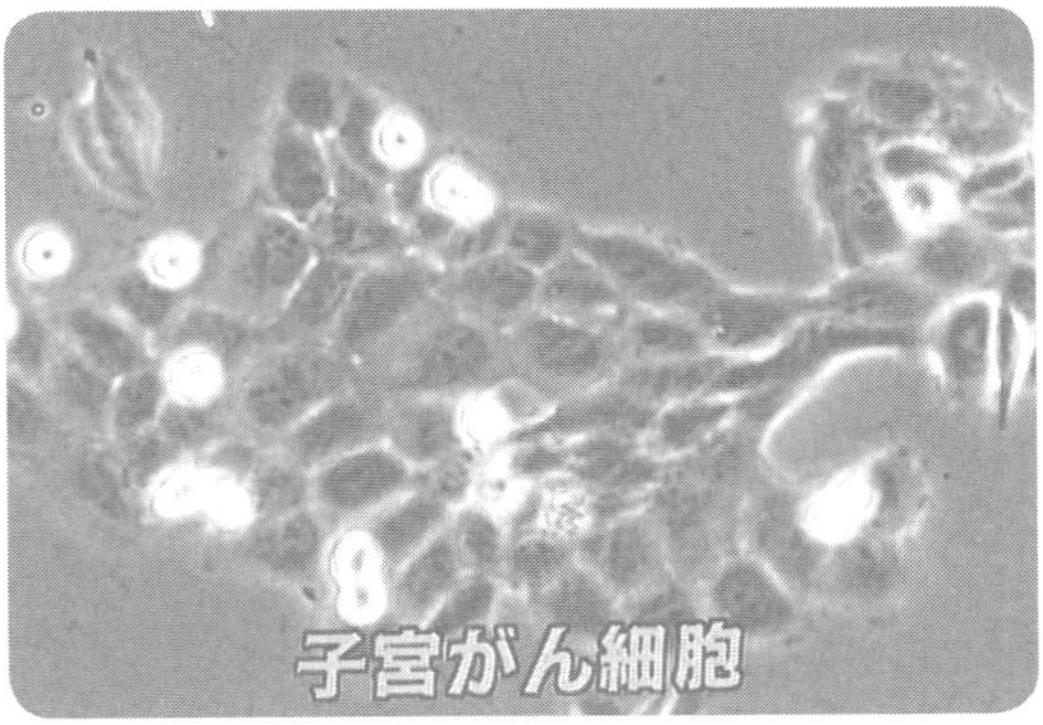

なお、２００９年には、ヒトパピローマウイルスに感染しないためのワクチンが認可されました。１００種類のうち、がんになりやすい悪性タイプのものに効果を発揮、これさえ接種しておけば、仮にウイルスが侵入してもからだの免疫くんがやっつけてくれるため、子宮頸がんを防げるのです。ただし！　すでに感染しちゃっている場合、あとからワクチンを打ってもまったく意味ないですからね。という意味で、若いみなさんにこそ、一刻も早くお伝えするべき情報が（この本の中で真っ先に直接役立つ情報が）、このワクチン情報というわけです。

最後に1つ。閉経後の女性に多い子宮体がんも、若くしてかかる可能性がふえているといいます。その理由は、不規則な生活による生理不順がふえているから。子宮の壁のリセットがうまくおこなわれず、異常の生じた細胞が子宮本体に残ってしまうおそれがあるのです。この場合も、早期発見のコツは、不正出血に気をつけること。ふだんから自分をよく知り、いつもとちがうことが起きたら、ちゃんとうたがうこと。それが乳がん・子宮がんに共通する心得……ってゆーか、すべての病気に対する心得、ですよね。

※予防接種については意見が分かれている。

ガッテン

病状訓

一、子宮がんにはまったくちがう2種類のがんがあると心得るべし。

一、子宮体がんは、閉経後の人、とくに、肥満ぎみの人は注意。閉経前でも月経不順の人は油断しない。いずれにしても、不正出血のサインを見おとすな！

一、子宮頸《けい》がんは、がんになる前に発見できるし、予防接種で回避も可能。このがんにかかるのは、あまりにもったいないと心得るべし。

一、このがんも普段の自分のからだをよく知ることが肝心と心得るべし。

予防ノート

●一般の子宮がん検診は、子宮頸《けい》がん検診のこと。閉経後の女性、閉経前でも月経不順の女性は、子宮体がんの検診を受ける。

●不正出血があった場合、自分で判断せず、医師に相談することが早期発見につながる。

●子宮頸がん検診を2年に1度受ければ、ほぼ100％防ぐことができる。若い女性の場合は、ワクチンで予防することも可能。

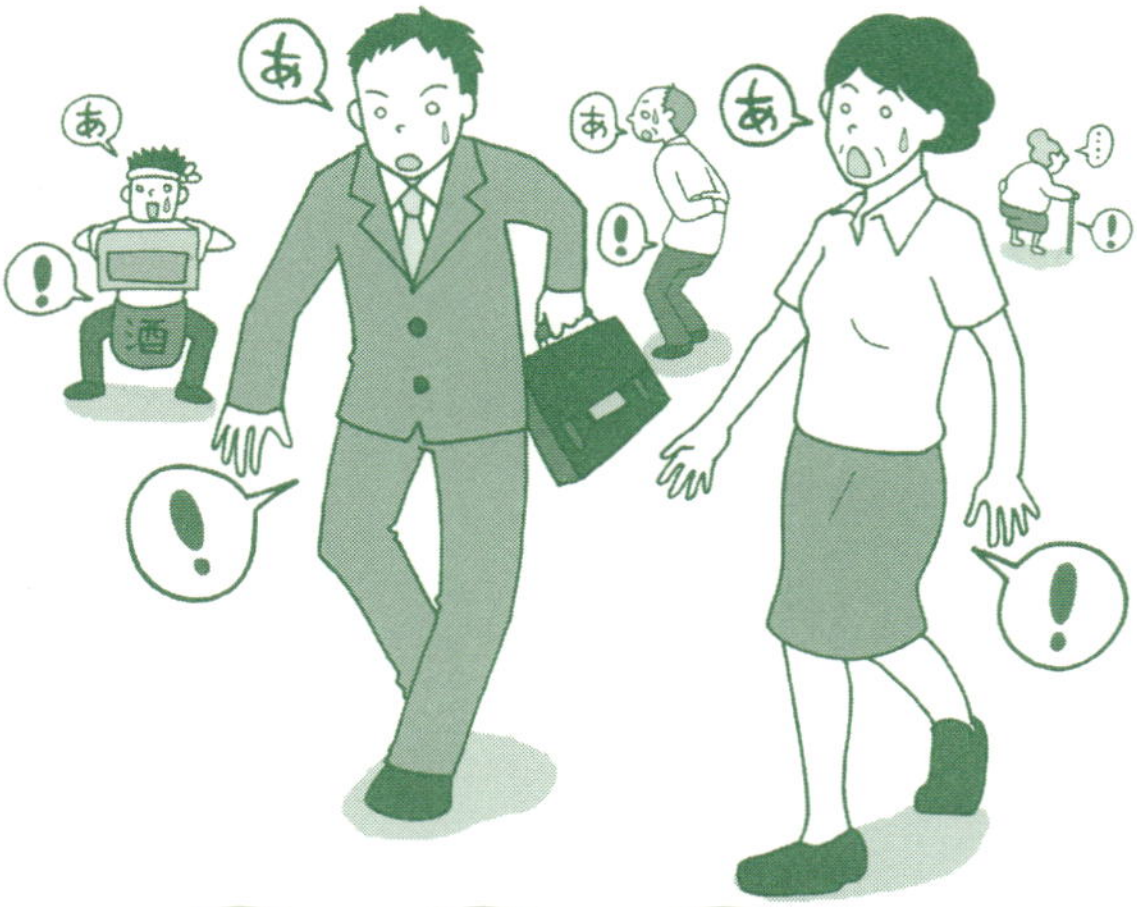

尿もれ

大人のほうがもれちゃう人が多いのは、なぜだ!?

病気になりやすい年代……高齢者、妊婦、産後の女性に多い

問題

1 ベルギーのブリュッセルにルーツのある小便小僧のモデルになったのは？

- □ 彫刻家の息子
- □ 幼き勇者
- □ 泌尿器科の医師
- □ おねしょ小僧

2 動物のぼうこうの利用法として実在したのはどれ?

- □ 水筒
- □ 風船
- □ ボール
- □ 浮き袋

3 江戸時代に流行し、岡山県倉敷市瑜伽山蓮台寺に今も残るトイレグッズは?

- □ おしり洗い
- □ におい消し
- □ 音消し
- □ あったか便座

だれにも言えないから……

「尿もれ」ときいて、どんな印象をもつでしょうか？　「尿もれなんて、まだ若いから関係ない」とか、「年をとって、筋肉が弱まるから尿もれするんだ」なんて思う人は多少なりとも知識がある人。多くの人は、「小さな子どもがするもんでしょ」「よっぽどがまんしなきゃいけない事情でもあったの？」くらいに思うでしょう。でも尿もれは、子どもだけのものでもお年よりだけのものでもないんです。50歳までに日本人の約４割が尿もれを経験しているという調査結果もあります。尿もれは年齢や性別に関係なく起こりうる「病気」なのです。

「え！　病気なの？」とおどろく人も多いかと思います。実際に、一般の方だけでなく、医師たちのあいだでさえ「病気」であることがまだまだ認識されていないため、その苦しみが理解されないことも多いんです。

じつはこの尿もれ、この本を読んでいるあなたが、なぜ今ここに存在しているかにもかかわる、奥の深さをもった病気なのです。その意味は、この項目を読み終わるころには、きっとわかってもらえると思います。

せきをしたら尿がもれた。階段を下りたら尿もれがあった。経験のない人でも、その苦痛は容易に想像できます。まして、それが公衆の面前で起こってしまったら……。実際にそのような経験をした人たちは、外出するのがこわくなって家に閉じこもりがちになるといいます。少量だから見た目上はわからなくても、みん

答え

1 幼き勇者
侵略者がしかけた爆弾の火を小便で消し、町を救った伝説の少年がモデル。

2 全部
ボールは牛のぼうこうを使ったもの。これがラグビーボールの起源。

3 音消し
「音消し壺」から落ちる水の音で用を足すときの音を消していたといわれている。

ながわたしをおしっこくさいと思ってい
るにちがいない……などと思いこみはじ
めると、際限ない孤独感に苦しめられる
……。尿というデリケートな問題という
こともあって、だれにも相談できずに一
人でなやんでいる人もたくさんいること
を、まず覚えておいてください。たとえ
ば本屋さんに行けば尿もれに関する本も
ないわけではありません。でも……買え
ないんです、恥ずかしくて。だから売れ
ない。そうすると店頭からも消える。自
分の尿もれについて情報を得るのも困難
な状態になりがちです。なのに、意を決
して出向いたお医者さんに「年のせいだ
からしかたない」とか「おむつでもつけ

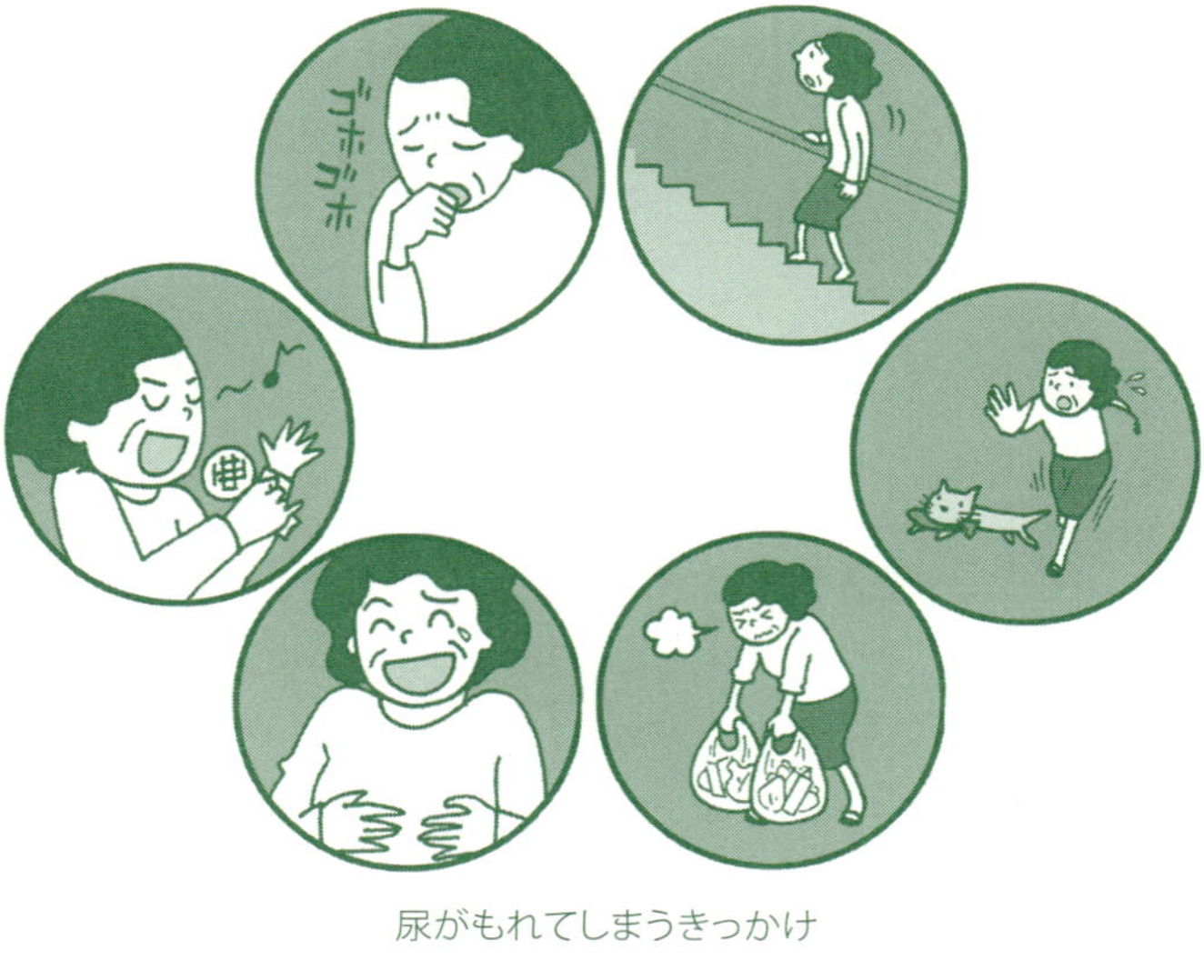

尿がもれてしまうきっかけ

たら」なんて言われたら……。

でも！　尿もれが「病気」であるということは、「治療ができる」ということでもあります。ここでは2つのタイプの尿もれについて、そのメカニズムと対策を紹介していきます。

しっぽの筋肉をきたえる？

まずは中高年女性に多い、「何かのはずみでちょっとずつもれちゃう」タイプ。患者数は約110万人といわれています。幼少期に身につけたはずの、おしっこを止める能力が、なぜ失われてしまうのでしょうか。

このタイプの尿もれが起こるのは、せきをしたり、重たい物を持ったり、笑ったり、小走りしたときなど。共通しているのは、おなかにちょっと力が加わること。そのはずみでぼうこうと尿道が下に押されたときにもれるため、正式には、

「腹圧性尿失禁」といいます。尿道は、構造上、下に下がったときに開くようになっているのです。

でも、せきとか笑ったりとかって、だれもがふつうにやってること。ということは、そんなささいなことでは尿道は下がらない人と、下がっちゃう人がいるってことですね。

とつぜんですが、みなさんは自分のしっぽをふりふりしたことはありま……せんよね、人間にはしっぽなんてないんだから。でも遠い遠い、四足歩行をしていたころのご先祖さまにはちゃんとしっぽがありました。骨盤の下にちょろっとついている尾てい骨がそのなごりといわれていますが、じつはなごりはまだありました。しっぽをふりふりしていた筋肉がいまでもわたしたちのからだに残っていたのです。人間が直立歩行をするようになると、この筋肉は骨盤の下で内臓が下におちないように支える役割をはたすようになりました。この筋肉を「骨盤底《こつばんてい》筋《きん》」といいます。じつは、この骨盤底筋と尿もれとは密接な関係があったのです。

骨盤底筋が正常な状態であれば、この筋肉がぼうこうも尿道もしっかりと支えてくれますから、下がることがありません。ところが、この骨盤底筋がゆるんでしまうことが、中高年女性には比較的多くあるのです。その理由は、出産。肥満や加齢なども原因になります。このように内臓を支えるはずの骨盤底筋《こつばんていきん》がゆるんでしまい、ちょっとしたはずみですぐに動いてしまう尿道を、番組では「グラグラ尿道」と名づけました。これが尿もれの1つめの原因だったのです。

この腹圧性尿失禁をふせぐためには、尿道を下がらないようにするしかありません。そのためには、かつてしっぽを動かしていた筋肉、「骨盤底筋」をきたえるのが効果的なのです。でも、どうやって……？

この骨盤底筋をきたえるのに効果的だといわれているのが、「骨盤底筋体操」です。東京都老人総合研究所がおこなった実験によると、70歳以上の尿もれ患者70人のうち、この体操を始めて3か月後には半数以上の尿もれが完治！　すべての人が完治するというわけではありませんが、軽度の腹圧性尿失禁には効果が期待できる体操です。どのような体操かというと……。（図参照）

ここではくわしくはご紹介しませんが、健康雑誌やインターネットなどでも情報を得ることができます。身近なところにおなやみの方がいたら教えてあげてください。

●骨盤底筋体操

膣と肛門のまわりの筋肉をしめつけて、おなかの中に引っぱり上げるようにする。

2秒しめて、4秒休める動きを5回くりかえす。
5秒しめて、10秒休める動きを5回くりかえす。

（以上で 1 セット）

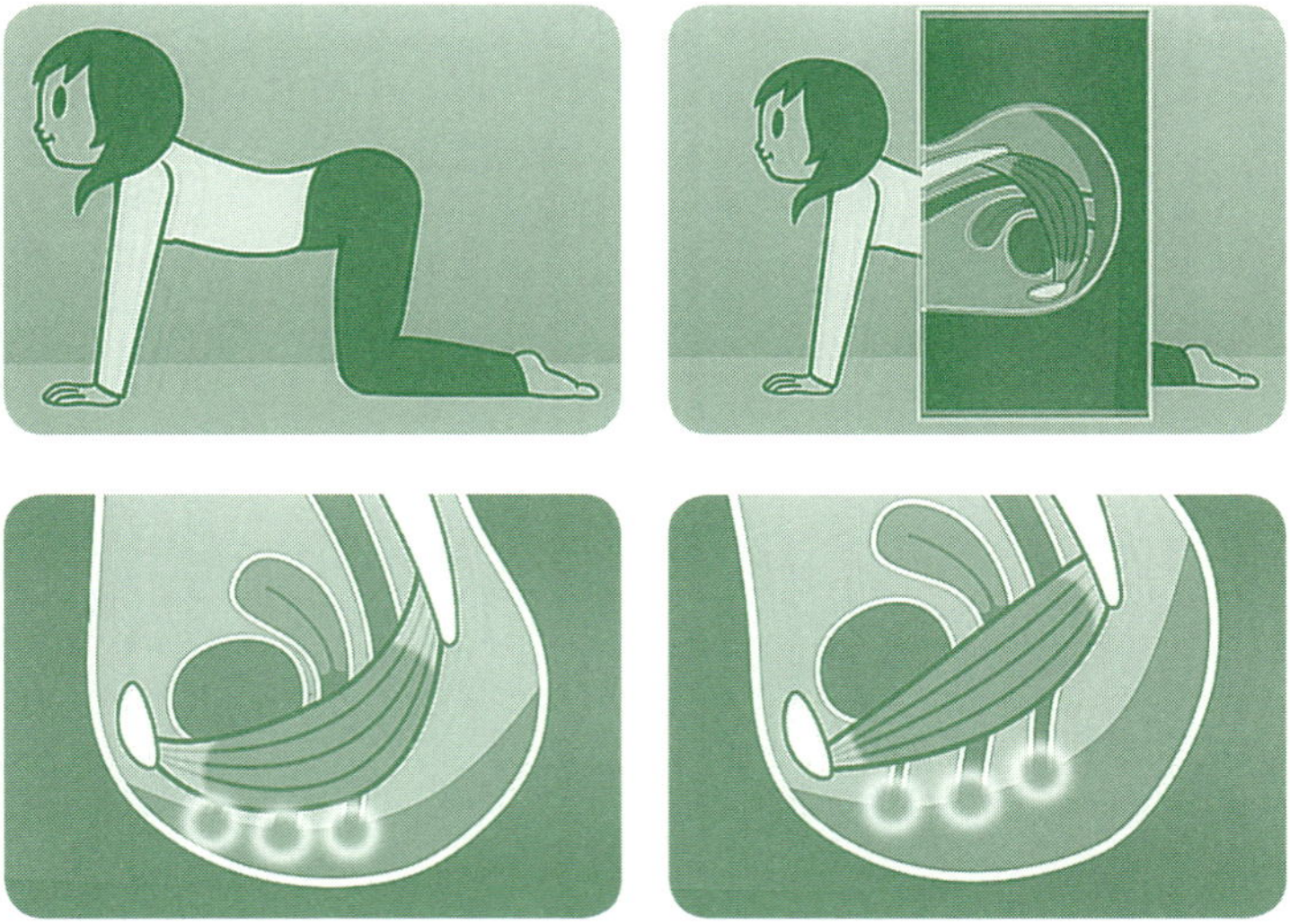

ここでは「こんな感じの体操」というイメージだけつかんでいただくことを目的に紹介しました。
「骨盤底筋体操」をキーワードにインターネットで検索すると、たくさんヒットしますので、ご参照ください。

体操の効果が出なかった人や、重度の腹圧性尿失禁の人も大丈夫。手術によって根本的な治療ができるようになったのです。

それが、TVT（Tension-free Vaginal Tape）手術という最新治療法です。この治療法は、人体に害のない特殊なテープで尿道を支えることで、不意の尿もれをふせぐというものです。何かのひょうしにぼうこうが下がったとしても、このテープが尿道の動きをおさえてくれるので、尿がもれなくなるのです。

局部麻酔でおこなわれるうえ、切開も小さいものですむので、身体への負担が比較的少なく、成功率は9割以上です。

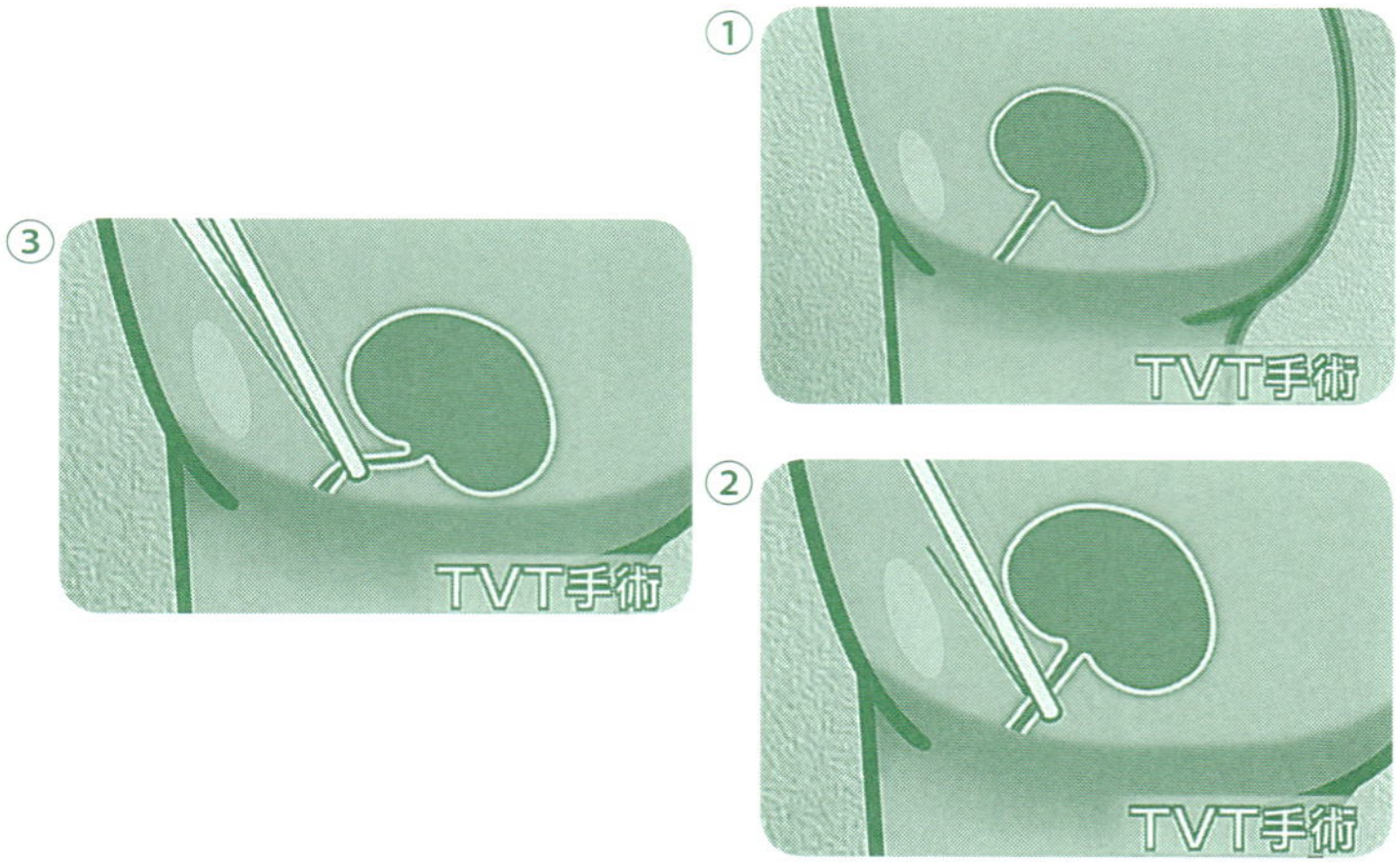

TVT手術のしくみ

多くの人が困っているだけに、保険が適用されます。

ぼうこうが暴走！

さて、尿もれには、もう1つのタイプがあります。それは、「たえがたい尿意にしょっちゅうおそわれる」というもの。そのわりに、はげしい尿意にトイレにかけこんでも、少量の尿しか出てこないということもしばしば。これは「ぼうこうの暴走」ともいうべき、異常な活動が原因。正式には「過活動ぼうこう」という病名がついています。

正常なぼうこうは400㎖以上の尿をためておくことができます。ときには1ℓ以上も。しかし、この過活動ぼうこうでは、勝手にちぢんでしまうため、20㎖程度しかたまらないこともあるのです。やはり強いストレスを感じるつらい症状です。

現在、過活動ぼうこうの推定患者数はなんと810万人も。その半数は男性です。1日の尿回数が8回以上あり、がまんしがたい尿意が週に1回以上あると、過活動ぼうこうと診断されます。残念ながら、この過活動ぼうこうのうち、3分の2は原因が不明です。

原因がわからなければ、対策のしようもないかというと、そうでもありません。えっ！　そんなことで!?　というほどかんたんなのに効果的な治療法があります。それは、「排尿日誌」をつけること。

この日誌には、排尿した時間と尿の量を記録していきます。でも……。なんのためにそんなことを記録するんでしょう……？

そのキーワードは「おしっこのがまん」です。がまんしたくてもがまんできないから尿もれしちゃうんでしょ！　と思うかもしれませんが、ちょっとだけがまんして読んでください。

排尿日誌をつけると、自分がどのくらいの時間にどのくらいの量の尿をするのか、自分がどれくらいの尿をためることができるのか意識することができるのです。過活動ぼうこうの患者は、まだ十分に尿がたまらない状態で強い尿意を感じてしまいます。しかし、日誌をつけることで、尿のたまっている量を、ある程度つかむことができるようになります。

強い尿意があっても、さっきトイレに行ったばかりならば、ぼうこうにはあまり尿がたまっていませんよね。このように尿の量を意識することで、ほんとうの尿意とにせものの尿意とを区別できるようになり、少しずつがまんできるようになる、というわけです。このトレーニングを続けることが、過活動ぼうこうの症状をおさえてくれるのです。

また、ぼうこうをリラックスさせる薬と、おしっこをがまんする訓練を組み合わせると効果が上がりやすくなります。いずれにしても理解のある専門医と相談の上、おこなうことが大切です。

話は、「腹圧性尿失禁」にもどりますが……。

この病気、不摂生で太っちゃったからなる人も多いんでしょうが、妊娠、出産という大仕事を成し終えたからかかるケースがとても多いのです。もしもあなたのお母さんが尿もれをするようになったとしたら、それはあなたを生んでくれたから。今ここでそのことを理解できるまでに育ったのも、生んでくれたお母さんがいるからです。

肥満がふえた、という意味では尿もれは現代病の1つといえるほど患者数がふえている病気かもしれません。でも、お母さんのお母さん、そのまたお母さんもなやんでいたかもしれない病気なのです。

戦国時代、平安時代、縄文時代よりももっと前のご先祖さまも、お母さんがいたから生まれてきて、だから、あなたがいまこの本を読んでるってことですね。さすがに四足歩行してたころのご先祖さまは尿もれになやんだりはしていなかったと思いますが。でも、現代人がしっぽをふる筋肉をきたえて克服する病気なんですよね、この病気。たかがおしっこの病気、と思うかもしれませんが、生命の神秘から、歴史のロマンまで語れちゃうような、壮大な物語のある病気だったんですね……。

ガッテン

病状訓

一、尿もれは老化現象ではない。病気である。1人でなやまずに、まずは専門医に相談することが重要だと心得るべし。

一、尿もれは恥ずかしい病気ではない。女性にしかできない大仕事をなしとげたからこそかかる病気だと心得るべし。

一、尿もれは女性だけの病気ではない。過活動ぼうこうの患者の半数は男性である。

予防ノート

●グラグラ尿道になりやすいのは、妊娠・出産を経験した人、肥満の人。太りぎみの人は体重管理を。

●胎盤庭筋体操でシッポの筋肉をきたえることで尿もれを防ぐこともできる。

●何より大事なことは、本人だけでなくまわりの人間がよく知り理解すること。一人で思いなやんで治療を受けられない人を救うことになる。

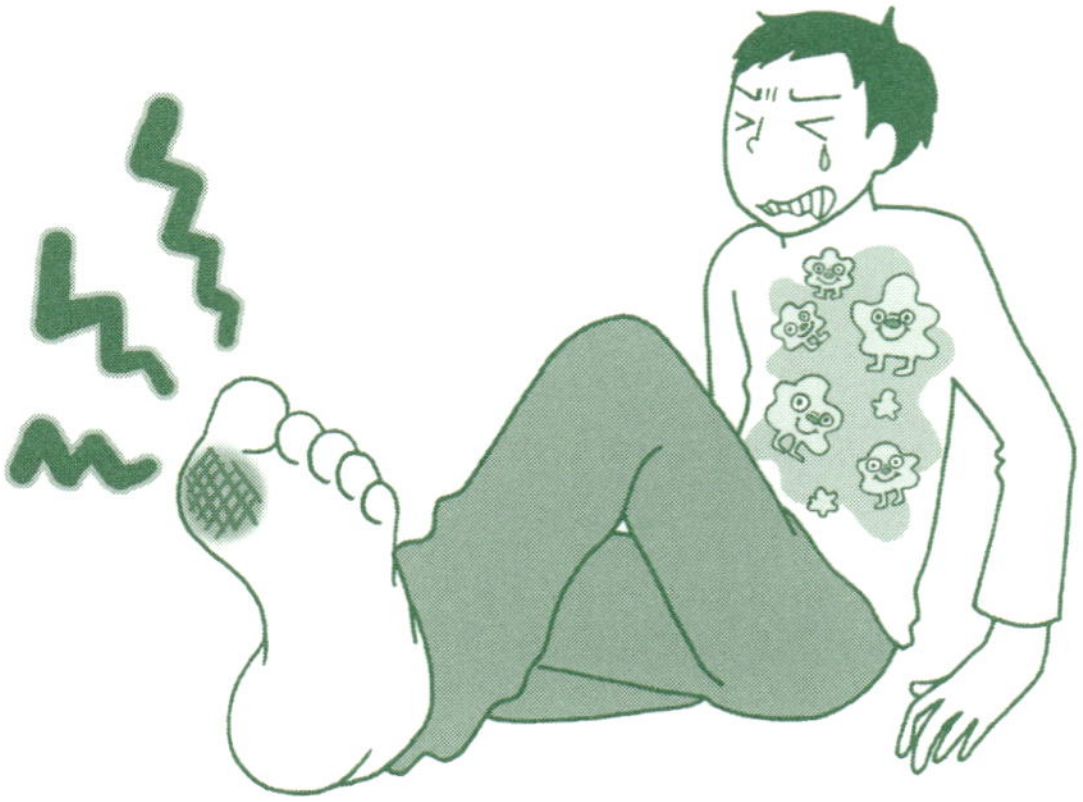

痛風

とつぜんの痛みの原因物質は、かわいい名前!?

推定患者数……600,000人
死亡数……死亡リスクが高まる
病気になりやすい年代……現在30歳代が発症のピーク
痛み度合い……激痛

問題

1 中世ヨーロッパでは痛風をなんと呼んでいたか?

- □ 悪魔の涙
- □ くさったしずく
- □ オオカミのキバ
- □ 針のじゅうたん

2 痛風は人間が体内で尿酸を分解する酵素をもたないために起こる病気だが、人以外で痛風になる動物は?

- □ ネコ
- □ アジ
- □ ブタ
- □ インコ

3 痛風の原因となる尿酸の原料・プリン体の「プリン」という言葉の由来は?

- □ 発見した博士の名前
- □ リンを多くふくんでいること
- □ 化学構造の特徴
- □ かたちがプリンに似ていること

痛風ってぜいたく病？

とーーーーってても痛いんですって、「痛風」の発作って。わずらった人の多くが、「人生で初めて経験するような痛み」だと言っています。それもそのはず。「痛風」っていう病名は、「風があたっただけでも痛い」というところからきているのですから。

痛風患者は30歳〜50歳代を中心に60万人、そして、痛風予備軍は５００万人といわれ、そのおよそ9割が男性です。何の前ぶれもなくある日とつぜん、はげし

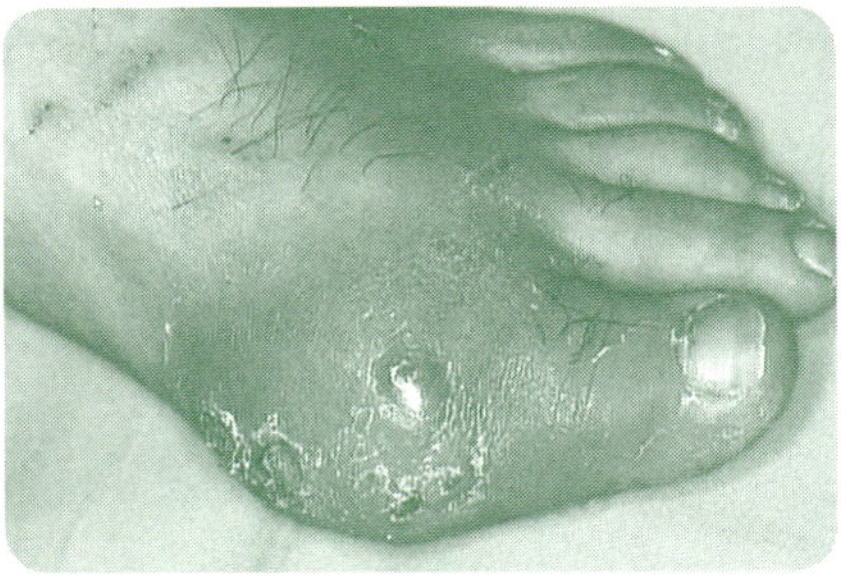

い痛みをともなう発作が起こります。足の親指に起こることが多いのですが、足首やひざ、手の関節や耳たぶに発生することもあります。その原因とされているのが、「プリン体」。かわいらしいというか、おいしそうというか、ヘンな名前ですよね。なんで「プリン体」っていうんでしょう？　プリンに形が似ているから？　プリンにたくさんふくまれているから？　いいえ。ちがいます。あまくておいしいプリンはプディング。英語で書くと「pudding」で、プリン体のプリンは

答え

1 くさったしずく

痛風のはげしい痛みとはれは、くさった体液が足にたまって引き起こされるものと考えられていた。

2 インコ

鳥類のすべてとは虫類の一部は尿酸を分解する酵素をもたないので痛風になると考えられる。

3 化学構造の特徴

プリン体は六角形と五角形がくっついた「プリン骨格」をもつことからそう呼ばれる。うまみ成分イノシン酸も同じ構造のプリン体の一種である。

でしょうか。

「purine」。まったくちがうものなんですよ。では、プリン体ってどんなものなんでしょうか。

痛風は昔から「ぜいたく病」とも呼ばれ、その原因はプリン体を多くふくんだ高級食材にあるといわれてきました。プリン体を多くふくむのは、「いくら」「数の子」「大トロ」など。たしかに、高級品ばかりですね。でも、いくらや数の子や大トロがおいしいからといって、そんなにたくさん食べられるものではありません。しかし、プリン体を多くふくむもので、好きな人はいくらでも飲めちゃうものがあるんです。それは「ビール」。ビールは痛風を引き起こす悪の権化みたいにいわれています。実際にビールの消費量がふえる夏には、痛風の発作が多く起きているというデータもあります。でも、プリン体をとると痛風になるっていうのは、いったいどういうしくみなんでしょうか？　そして、ビールはそんなにも悪モノなんでしょうか？

明かされるプリン体の意外な出生！

飲食物にふくまれるプリン体の多くは、腸で分解・排泄されます。が、一部は吸収され、肝臓でさらに分解されて、「尿酸」になります。健康診断で「尿酸値」という項目があるのですが、この数値が高いと痛風の可能性がうたがわれます。じつはプリン体が変化した尿酸こそが、痛風の原因なのです。

痛風の炎症が起こっている部分から体液をとり出して、顕《けん》微《び》鏡《きょう》で見てみると針状になっている結晶が見えます。これは、尿酸ナトリウムが結晶化した「尿酸塩結晶」。見ているだけでも痛そうですね。かつてはこれが刺さって痛みが出るのだといわれてもいましたが、これは誤りでした。痛みを起こす原因は、なんと自分自身のからだのしくみだったんです。

体内に尿酸がふえると、手足の関節などに尿酸塩結晶ができますが、これだけでは痛みは発生しません。が、この結晶を発見しちゃうと、がんばっちゃうやつらがいるのです。それが、人間のからだを守ってくれる防衛システム、白血球です。正義感にあふれる白血球は、尿酸塩結晶を体内に侵入してきた「敵」だと見なして、総攻撃をしかけます。このとき、戦場となった大地は無残にも破壊されてしまいます。なんと、この攻撃による破壊こそが、あのはげしい痛みの原因だったです。「自分のからだにそこまでしなくても……」と思ってしまいますが、白血球もからだのためによかれと思ってやっているんですから、まあしかたがないですね。

ここまでの流れをまとめると、プリン体→尿酸→尿酸塩結晶→白血球攻撃

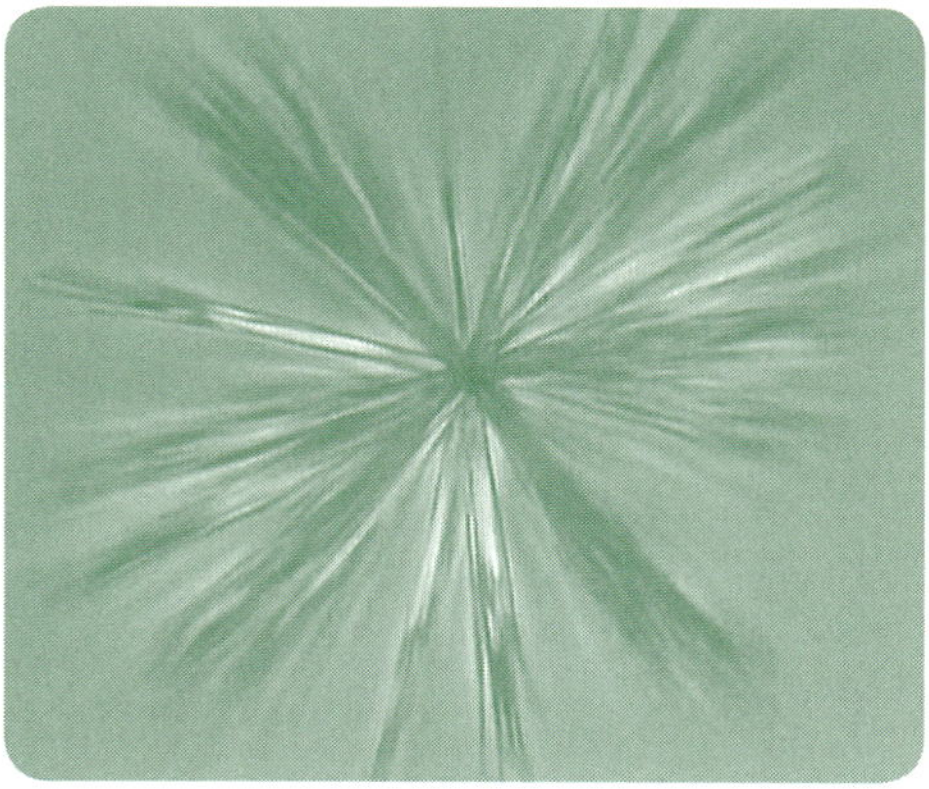

尿酸塩結晶

↓痛風発作。ですから、結局、もとになるプリン体さえ摂取しなければ痛風にならないということになりますよね。ところが、話はそんなにかんたんには終わりません。プリン体には、知られざる出生の秘密があったのです。

じつは痛風の原因になるプリン体のうち、食事によって摂取されたものは全体の1／3から1／4にすぎません。つまり、大部分は食べ物と関係がないということです。では、残りのプリン体はいったいどこからやってきたのかというと、なんとからだの中でつくられているんだとか。なんということでしょう。人間が自分で痛風の原因を生み出して、痛がっているなんて！

人間のからだは約60兆もの細胞からできていて、新陳代謝をくりかえしています。新しい細胞ができれば、こわれる細胞も出ますよね。この、こわれた細胞の核からプリン体ができるのです。それが痛風の原因なら、今まで犯人扱いされていたビールがかわいそうじゃないか、と思ってしまいますね。たしかにそうです。しかも、プリン体が多いからと、悪の権化のようにいわれるビールですが、じつはその量は、「お酒類の中ではダントツに多い」ものの、ほかの食品にくらべれば、たいした量ではありません。でも……。残念ながらビールには、痛風の原因につながる思いがけない要素がふくまれていたのです。それは、ビールがお酒であるということ。お酒を飲むと、体内ではアルコールを分解するのにたくさんのエネルギーを使います。そこで使われたエネルギーのカスが体内でプリン体へと変わってしまうのです。「ビールは痛風のもとだからさ……」なんて、別のお酒に変えたお父さんがいたら、「残念だったねえ」と教えてあげてください。

正義の味方だったはずなのに……

さて、少し話が変わりますが、痛風は肥満気味の人がなりやすい病気だといわれています。それはどうしてでしょうか？　そこには、すい臓から出されるインスリンが関係していました。インスリンは血糖値を下げて一定にするはたらきをしてくれるありがたい存在です。ところが、内臓脂肪などが多い人の血液にはインスリンのはたらきをじゃまする物質が多くあらわれ、血糖値が高くなってしまいます。これが糖尿病のしくみです（後出の糖尿病の項目参照）。これだけなら痛風と関係なさそうですが、じつは、このとき、もう1つの問題が起こっていたのです。

血糖値が下がらないと、人間のからだは危険を感じ、「おい！　糖が多すぎるぞ！　糖をへらしてこい！」と、どんどんインスリンを放出してしまいます。すでにインスリンは出ているのに。でも、脂肪細胞から出される物質にじゃまされているためにインスリンは糖をへらすことができません。すると、手もちぶさたになったインスリンが、腎臓の中にある尿細管でいたずらをしてしまいます。

尿細管とは、いったんつくったおしっこの中からからだに必要な成分と、不要な成分とを分別しなおす場所。どんないたずらかというと、おしっこに溶けて排泄されるはずの尿酸をからだにもどしてしまう。こんなことをしたら血中の尿酸がふえちゃいますよね。尿酸値が高いと、痛風だけでなく高脂血症、高血圧、尿路結石、腎障害などの病気にもつながります。

つまり、高級食材ばかりを食べていなくても、ちょっとした食べすぎがもとで肥満になれば、こんなしくみで痛風になりやすくなる。貧しかった時代ならば、太ること自体がぜいたくだったんでしょうが、現代では決して「ぜいたく病」とは呼べない状態なのです。けれども、もしも痛風の痛みがなければ、高脂血症、高血圧、尿路結石、腎障害などを引き起こしてしまうことになるのですから、痛風の痛みは、生活習慣の改善が大切なんだという、最後の警告とみることもできます。痛すぎる警告ですけどね……。

やっぱり大切なのは、「ほどほど」

そういえば、冒頭で、ビールの消費が多い季節に痛風の発作が多くなるとお話ししましたが、理由はまだ話していませんでした。これは、おしっこと関係があったのです。ビールが多く消費される季節といえば夏。じつは夏に痛風がふえるのは、汗をかいて、おしっこの量がへるからなんです。尿酸は、おしっこに溶かせばからだの外に捨てることができるのですが、汗としてはほとんど捨てられません。だから、汗をたくさんかいて尿が少なくなる夏には、尿酸値が上がって痛風発作が起きやすくなるのです。それを防ぐには、しっかりと水分補給をして、十分な量のおしっこをつくっておく必要があります。

最後にもう1つだけ別のお話を。痛風は男性に多い病気でしたが、近年では女性、しかも若い女性の患者が増加しています。そもそも女性に痛風患者が少ない理由は、女性ホルモンのはたらきにより、男性にくらべて尿酸が尿に溶けやすく、からだの外に排出しやすいからだといいます。そのため、かつては女性の痛風発

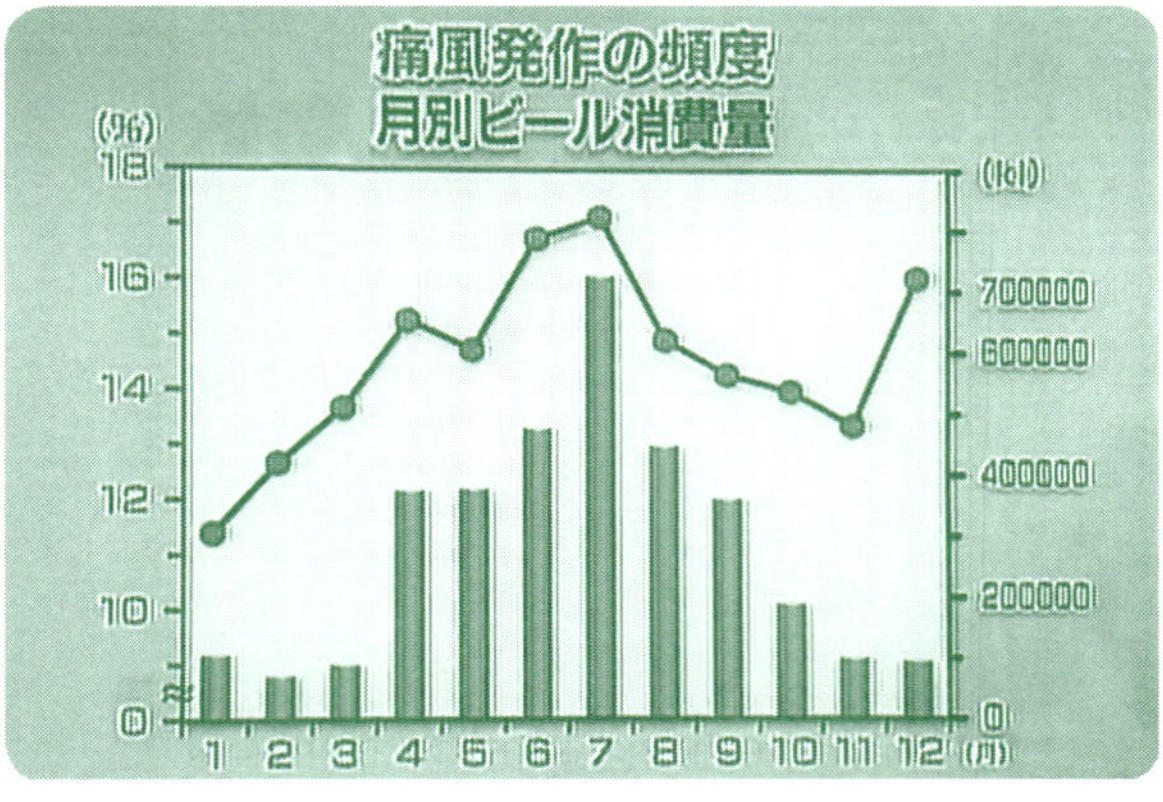

痛風発作の頻度　月別ビール消費量　1992 年

症は、女性ホルモンの活動が弱まる閉経後がほとんどでした。

現在、女性に痛風がふえている原因として考えられているのが、食生活の欧米化や運動不足などによる肥満、そしてストレスです。女性ホルモンが十分活動できないために、尿酸が排出されず、体内にたまってしまうのです。また、無理なダイエットによる月経異常も原因となります。女性の痛風患者の増加も、日頃の生活習慣が原因だったのです。飲みすぎも食べすぎも、ダイエットのしすぎも、すべてほかの重大な病気につながること。やはり痛風は、痛すぎるけど重要な「警告」だったんですね。

ガッテン

病状訓

一、痛風をビールのせいにするのは短絡的。
原因物質プリン体はだれの体内でも日々大量に
つくられている。
ビール以外のアルコール摂取も
プリン体増加の原因だと心得るべし。

一、大きな原因は肥満、ストレス、
そして、はげしい運動だと心得るべし。

予防ノート

●自分の尿酸値を知ろう。正常な尿酸値は7.0mg／dℓ以下。

●尿酸は食生活を変えれば、体外に排出できる。肉のとりすぎを避け、尿をアルカリ化する野菜や海藻を多めにとるとよい。

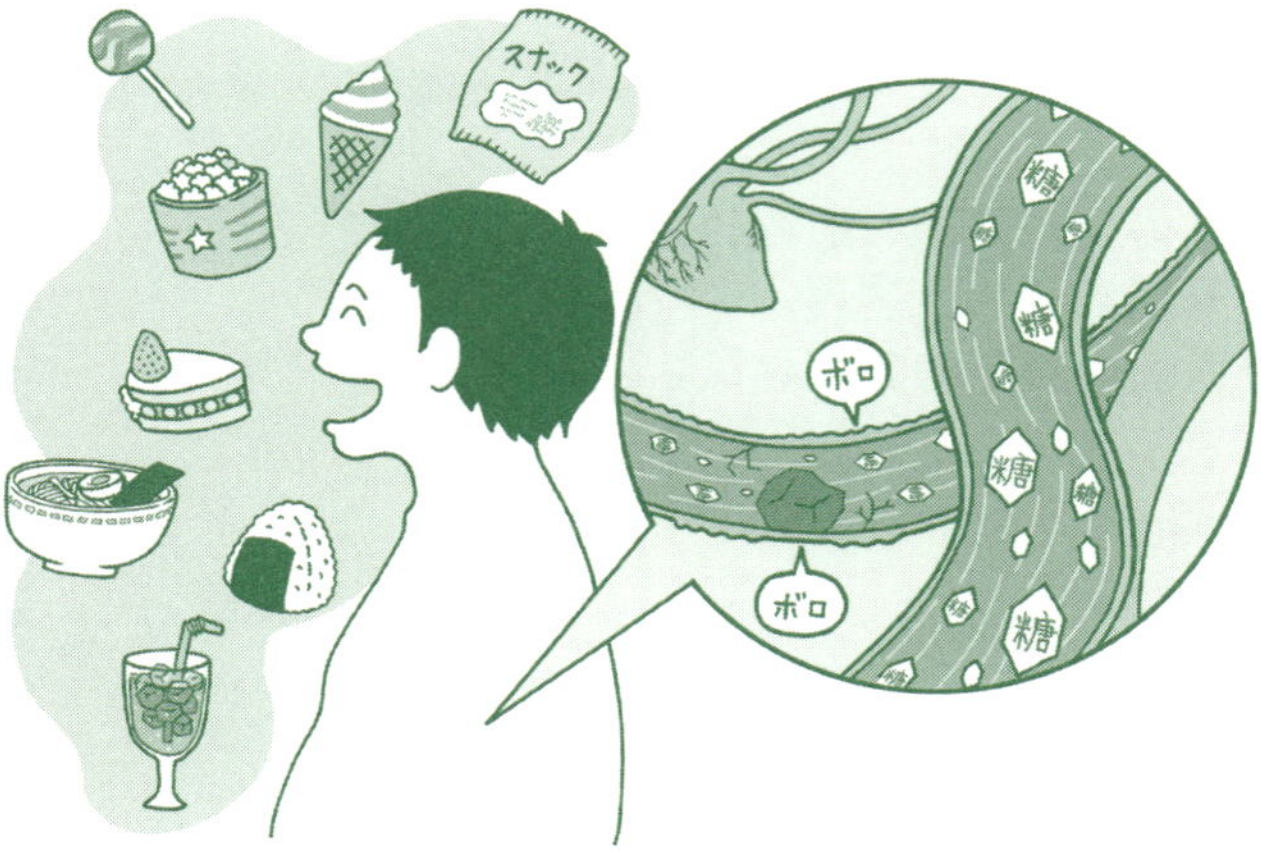

糖尿病

おしっこの病気だと考えると命取りになるのは、なぜだ!?

推定患者数……2,371,000人
　　　　　　　予備群をあわせると22,000,000人
死亡数……14,462人（ただし、本文参照）
病気になりやすい年代……型により発症年齢は異なる

問題

1 日本の文献にある最古の糖尿病患者は平安貴族の藤原道長。糖尿病の当時の呼び名は?

□ 飲水病
□ 多食病
□ 肥満病
□ 糖尿病

2 増加率が糖尿病と似ているのは?

□ 砂糖の量
□ 摂取カロリー
□ 自動車の保有量
□ 喫煙量

3 からだの中にある「糖」とは?

□ 砂糖
□ 麦芽糖
□ ブドウ糖
□ かりん糖

病名が生むカン違い

いよいよこの本も最後の項目になりました。ラストはもはや国民病ともいえるほど患者数の多い、糖尿病です。

糖尿病という病名をきいて、どんな印象をもちますか？　ただでさえ、「尿」っていう漢字が入っているのに、それが「糖」でベタベタする⁉　なんだかよくわからないけれど、まあ、おしっこの病気なんだろうなぁと思っている人が多いのではないでしょうか。そもそも糖尿病はかつて「ぜいたく病」などと呼ばれていて、食べすぎの人がなる病気だとかいわれていました。しかし、この名前のイメージにだまされていては、この病気の本質を見おとすことになりかねません！

糖尿病は、現在、２２００万人の人が発症のおそれのある生活習慣病で、食べすぎや運動不足で太っている人がかかるというマイナスイメージがつきまといます。そのため、生活習慣に関係なく若いうちに発症しやすいI型糖尿病の患者さんが、いわれのない中傷を受けたりすることもあって、つらい思いで病気を隠しているというケースも多いということも、まず、知っておいてください。

番組では、最初のメッセージとして「糖尿病」という名前の改名をうったえました。糖尿病の誤解を解き、マイナスイメージをなくすために番組が考えた改名案は、「高血糖症」です。ん？「尿」という漢字が使われていませんね。その理由を知るために、番組でおこなった実験のお話をしましょう。健康な成人5人に、

答え

1 飲水病

『小右記』には、「摂政、仰せられて云ふ／去三月より頻《しき》りに漿水《しょうすい》を飲む、就中近日昼夜多く飲む／口渇き力無し」と、51歳で糖尿病にかかった道長が、昼夜を問わず水を飲み、のどがかわいてしかたなかったという記述がある。

2 自動車の保有量

もちろん自動車そのものが悪いわけではなく、運動量のへった人間のほうに原因がある。

3 ブドウ糖

ブドウ糖は、でんぷん、砂糖などが消化分解されたもので、体内でエネルギーとして使われるが……。

ケーキや綿あめやらとにかくあまいものをたくさん食べてもらい、そのあとで、尿から糖分が出ているか調べたのです。結果、5人の尿からはまったく糖分が検出されませんでした。糖尿病ではないんですから、これは予想どおりですよね。では、糖尿病の患者の方はどうでしょう。糖尿病というくらいだから、きっと尿から糖が検出されるはずですね。しかし、検査の結果、糖尿病患者には、尿から糖分が検出される人もいれば、検出されない人もいたのです。「糖尿病」なのに！

そのしくみはこうです。

血液中にふくまれる糖の濃度を血糖値といいます。糖は人間のからだに必要な栄養素ですが、たくさんありすぎても困ります（その理由は後でお話しします）。健康な人の場合、食後60分くらいまで血糖値が増加しますが、その後は徐々に下がっていきます。それに対して糖尿病の患者さんは、もともと血糖値が高い上、食後急激に血糖値が上昇し、なかなか下がってきません。このとき、おしっこに糖がもれ出してまざっちゃう人と、そうでない人がいるのです。

そもそもおしっこはどうつくられているかは、おわかりですよね。腎臓という、ろ過装置に血液を通しつづけ、からだに必要なものと、不要なものをこし分けて、捨てちゃうものだけを集めたものが、おしっこです。糖は、筋肉や脳をはたらかせる、大切な栄養素。腎臓は、本当だったら、糖をけっして逃がすことなく、すべて血液中にもどそうとします。ところが、血糖値が高すぎる状態が長く続くと、腎臓のフィルターが一部こわれて、糖が尿にもれ出しちゃうのです。同じ糖尿病の患者さんでも、フィルターのこわれ具合はさまざま。そのため、人によって、あるいは検査するタイミングによって、尿から糖が検出されないことがあるのです。つまり、尿検査で糖が出なくても、糖尿病の可能性があるということです。逆に、尿につねに糖がたくさん出てくるようなら、腎臓がかなりこわれかけてるってこと。すでに重い糖尿病が進行してしまった状態なのです。尿に出ないからと、安心していると、手おくれになってしまうかも。腎臓だけでなく、全身のさまざまな器官がこわれてしまいます。

これが糖尿病という名前が生んだカン違い。糖尿病は尿の病気ではなく、血液の病気、つまり血糖値がコントロールできなくなる病気なのです。だからこそ、番組では、「高血糖症」という病名を提案したのです。

シロップ漬けにされた血管は……

　では、血液の中に糖が多くなるとどうなってしまうのでしょうか？

　果物などのシロップ漬けを思いうかべてください。表面が、なんだかドローッとやわらかくなりますよね。それが、からだの中でも起こります。血液中に糖がふえることで、血液と血管の表面に影響が出るのです。血液中の赤血球がくっつきあったりして、血流が悪くなっていくだけでなく、糖はたんぱく質を変質させ

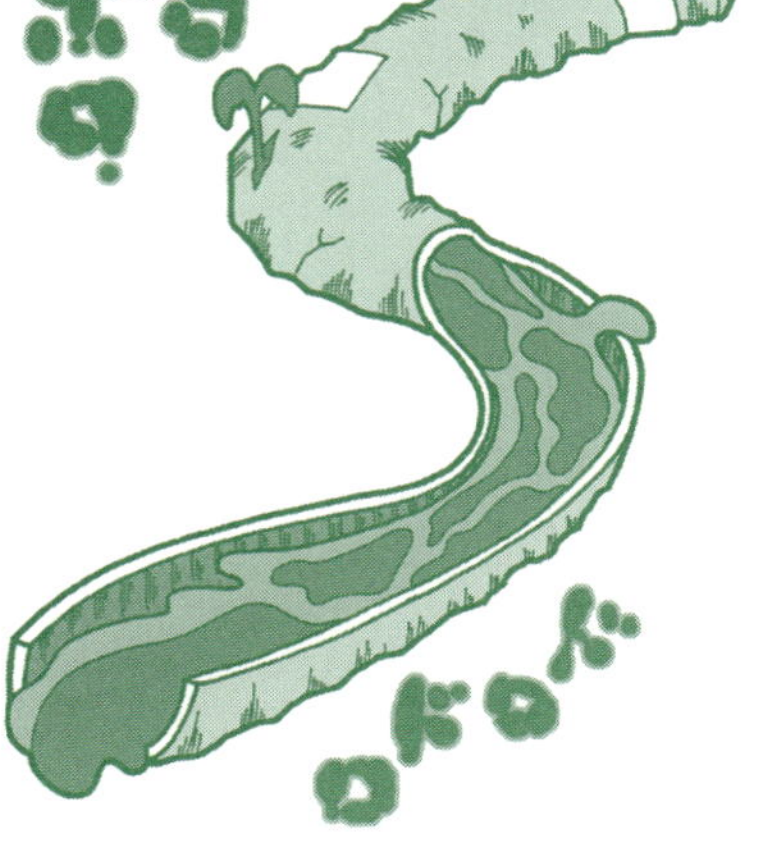

てもろくする性質があるので、血管が傷つきやすくなってしまいます。ドロドロの血液と、ぼろぼろの血管。この状態が続くと、次々とおそろしい事態が引き起こされるのです。

それが合併症。つまり、「合わせて起こる病気」。糖尿病はこの合併症をたくさん引き起こす、とっても危険な病気なのです。糖尿病になると、動脈硬化の進行が、健康な人にくらべて6倍もはやくなるともいわれています。つまり、それだけ心臓病や脳卒中で死ぬ確率が高まるということです。糖尿病で亡くなる、というのはあまりききませんね。でも、糖尿病の合併症として心臓病や脳卒中で亡

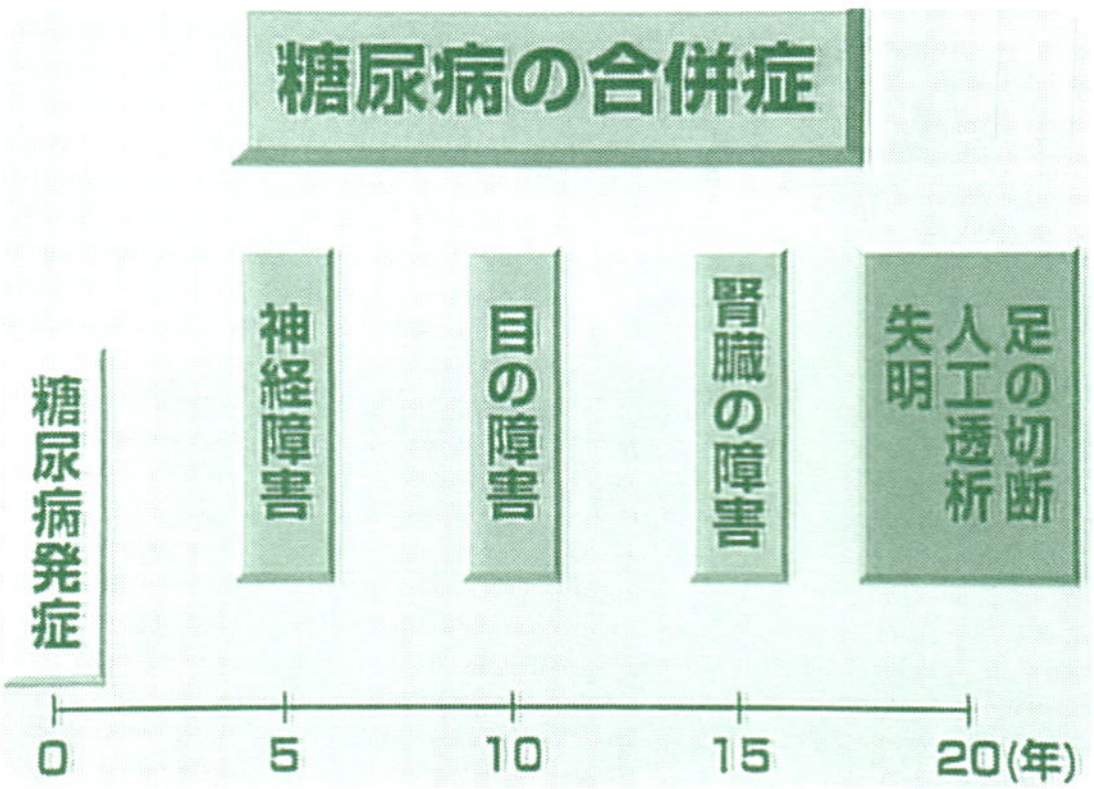

くなっているという人はとっても多いのです。運よく死ななかったとしても、そのまま放置しておけば、目の血管がやられて失明したり、腎臓の血管（フィルター）がやられて、人工透析を受けなければならなくなったり、足の組織がやられて切断しなければならないような事態になるんです。そんな自分の姿を想像してみてください。死ぬのもこわいけど、つらい症状がどんどん進行するのも、とてもこわいことです。この三大合併症（失明・腎臓病・足の切断）を、すべて併発している人も世の中にはたくさんいるのです。おもてを出歩かないから見かけることがないだけで。

でも、糖尿病でいちばんこわいのは、なんといっても自覚症状がほとんどないこと。病気が進行して失明したときに初めて糖尿病だと気づくなんていうこともめずらしくないのです。そして、1つ発症した人は、次々と発症します。ドロドロの血液と、シロップ漬けの血管が、気づかないうちにからだ全体を、同時にむしばんでいるからです。

インスリンのはたらきをじゃまするのは

では、どういう人が糖尿病になりやすいのでしょう。ちょっと糖尿病のメカニズムを説明しましょう。「インスリン」という名前を、きいたことがあるでしょう（前項の痛風でも少し出てきましたね）。

重い糖尿病の人が注射をうっているのを知っている人もいると思いますが、あれがインスリンです。インスリンは血液中の糖を細胞に運びこんで、エネルギーとして使えるようにしてくれます。だか

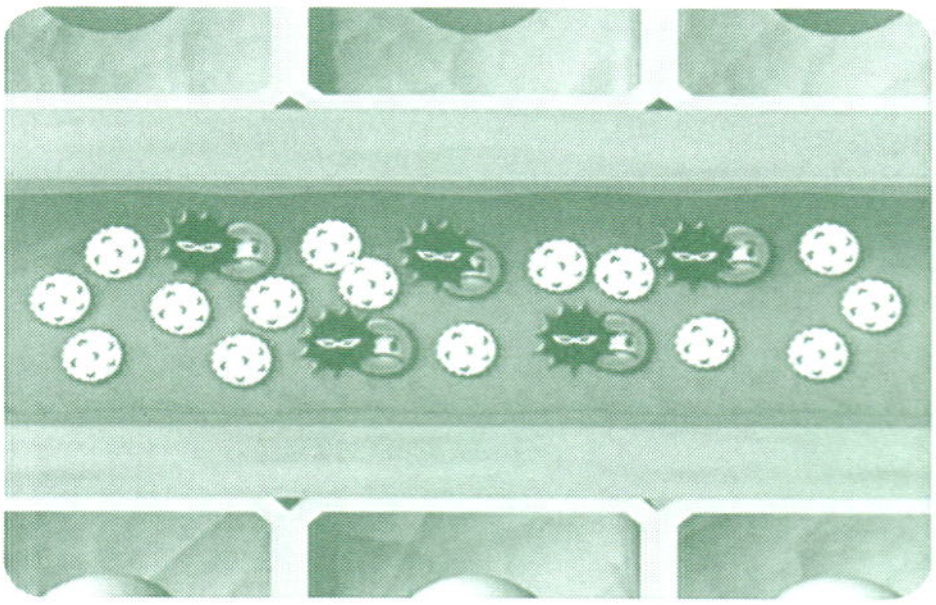

阻害物質がインスリンのじゃまをすると、
糖の細胞に運びこめなくなるため、
血液中にあふれてしまう。

ら、これが正常にはたらいてくれれば血糖値は一定にたもたれます。では、糖尿病の人はインスリンが全然つくれないのかというと、そういうわけではありません。原因の1つは、肥満です。

脂肪細胞は、アブラをためこみすぎると、インスリン阻害物質というじゃまものを生み出します。インスリンが糖を片づけようとしていても、阻害物質がじゃまをしてしまうため、糖をエネルギーとして使うことができず、血糖値が下がりにくくなってしまうのです。もちろん、あまいものをたくさん食べればそれだけでも高血糖になります。

高血糖状態が続くと、「こりゃまずい」とばかりに、膵臓《すいぞう》からインスリンが大量に出動！　必死にはたらいて、何とか血糖値を下げようとがんばってくれます。でもこんなことがいつまでももつはずはありません。どんどんインスリンを出し続けても血糖値は下がらなくなり、やがてはインスリンの製造工場の膵臓の負担が限界に達し、こわれてしまうことに。こうなるとインスリンを出そうにも出せなくなり、もう重度の糖尿病。あとでどんなに生活改善しても、治ることはありません。

隠れ糖尿病ってなんだ⁉

ここで、見おとされがちな問題点を1つ。

「こりゃまずい」とばかりに大量増員されたインスリンが、おくればせながら血糖値を下げたタイミングで血液検査を受けちゃうと……。とうぜん、「どこにも問題なく健康です」と診断されちゃいます。

でも、本当に健康な人にくらべたら、高血糖状態の時間が、毎食後、長めに続くってことですよね。つまり、ドロドロ血液とシロップ漬け血管の状態が一日のうち何時間か、確実に存在するのです。もちろんその間にも病気への道を少しずつ少しずつ前進。これ、けっこうよろしくない状態だということで、ガッテンでは、「隠れ糖尿病」と名づけて、注意を呼びかけました。ただでさえ尿検査だけじゃ見逃されるかもしれない糖尿病。なんと、せっかく血液検査を受けても、それが空腹時だと不十分な場合があったなんて……。ということもあって、健康診断の際の検査方法は見なおしもすすんでいるところです。

ところで、日本人には遺伝的に糖尿病になりやすいという性質をもっている人が多いって知ってました？　「倹約遺伝子」とよばれる遺伝形質がある人が多く、同じカロリーの食事をとっても太りやすいうえ、さらに、欧米人にくらべてインスリンの分泌量が少ない傾向があるため、欧米人にくらべると、少し太ってしまっただけで糖尿病になる人が多いのです。日本人で損をした、なんて思うかもしれません。でも逆にいえば、日本人は重度の肥満になる前に、ちょっと運動したり、食事をコントロールしたりするだけで、さまざまな合併症の発症を抑えやすいという性質ももっているのです。生活習慣の改善で、病気をコントロールしやすいというわけです。

一度かかると一生治らないとされた糖尿病も、最近では「軽ければ完治する」といわれるようになっています。糖尿病にならないことは大切ですが、早く見つけて適切に対処することが大切なんです。なにしろいちばん悪いのは、血管や血液をシロップ漬けにし続けておくことですから。

糖尿病は大人だけの病気ではない

近年、子どもがⅡ型糖尿病を発症する例がふえてきました。これは、食生活の欧米化や、運動不足の子どもがふえるなど、生活習慣の変化が原因と考えられています。糖尿病のもつマイナスイメージを気にしてしまう気持ちもわかりますが、発症がはやければ、年をとればとるほど血管のダメージは大きくなります。自分は大丈夫などと考えずに、しっかり検査してみてくださいね。

最後に、ちょっとした健康診断のテクニックを。前に説明したとおり、糖尿病の人の尿から必ず糖が出るとはかぎりません。「隠れ糖尿病」の心配は残ります。自分の生活習慣を思い起こして、危機感をもっている人は、検査の2時間前に食事をとっていくというのも1つの作戦です。「空腹時血糖値」が本来の検査項目の場合には「食事を抜いて受けること」とされているのであまりほめられた方法ではないかもしれませんが、「隠れ糖尿病」も見つけやすくなるため、専門医もこっそりすすめている、長生きするための1つのテクニックです。覚えておいてもむだではないと思いますよ。実行する場合は、必ず自己申告してくださいね。

※糖尿病のⅠ型とⅡ型のちがいは？
Ⅰ型糖尿病では膵臓《すいぞう》のβ細胞が何らかの理由によって破壊されることで、インスリンがでなくなり、高血糖、糖尿病へといたる。生活習慣とは関係なく発症する。
Ⅱ型糖尿病では、おもに肥満などが原因でインスリンのはたらきが悪くなるか、膵臓からのインスリン分泌量が減少し、高血糖になる。

ガッテン
病状訓

一、糖尿病の本質は、「高血糖病」。そして「血管ボロボロ病」。尿に糖が出るころにはかなり進行しているおそれありと心得るべし。

一、三大合併症だけでなく、脳卒中、心臓病の危険度をいちじるしく高めると心得るべし。

一、とりかえしがつかなくなるまで、自覚症状は出ない。最大の問題は「放置」と心得るべし。

予防ノート

●自覚症状がなかなか出ないことが進行をはやめるが、逆にいえばきちんと血糖値をコントロールすれば、症状を自覚することなく生活できる。合併症はどんどん先のばしにすることが大切。

●とにかくにもはやく発見してはやく生活改善をはじめること。初期であれば治ることもわかってきている。

あとがき

お読みいただいておわかりかと思いますが、わたしの考え方としては、「むし歯も脳卒中もがんも同じだよね」、ということです（この本には「むし歯」の項目はありませんが）。多くの病気は、ちょいがんばればかからなくてすむし、かかっちゃったとしても軽いうちに手当てをすれば、大きな問題にはならない。そのことを「知ってるかどうか」で、人生が変わっちゃうということです。……そのことは、おわかりいただけましたよね。それぞれの病気についての詳細な情報は、いまどき簡単に手に入ります。この本で「病気の本質」の大枠を理解した上で情報収集されることをおすすめします。

さて。「大人になる前に知っておきたい、大人の病気」というテーマで書き進めてきたわけですが、その意味においては、もう1つ、どうしても若い人たちに知っておいてほしい病気があります。人々の健康を願う立場から、絶対にはずせない「重病」。

その病気とは……

・死亡リスクをいちじるしく高めてしまう、おそろしい病気です。
・10代でかかる人が、きわめて多い病気です。
・脳や心臓をはじめとする、多くの臓器の機能を低下させてしまう病気です。
・肌のハリを失い、年齢よりも老け顔になる病気です。
・病原菌やウイルスによる病気ではありません。
・が、しかし、感染症といっても過言ではない面があります。

わかりますでしょうか。幸いなことに効果的な薬もできてきて、全快する人がふえてきてはいるのですが、たいへん残念なことに、脳の機能が低下していることもあって、この病気を治そうとしない人も多い、そういう意味では「奇病」ともいえる病気です。病歴が長い人は治しにくいようです。

感染症といっても過言ではないといいましたが、とくに10代では、患者のまわりに新しい患者が次々と出る傾向があります。ラッキーなことにわたし自身は、感染の危険はあったものの、たまたま（？）今日までかからないまま来ています。若いうちには、自分の寿命がちぢんでしまうという実感をもつのがむずかしいせいか、「感染」をおそろしいことだと認識できない人も多いようです。

といったところで、みなさんにどうしても見ておいてほしい写真があります。イギリスのBBCという放送局のウエブサイトです。英語が得意じゃなくても大丈夫。写真だけ見ればわかります。そこに出ている2人の女性。この人たち、親子?……というほど年齢がはなれてるわけじゃなさそうだけど、姉妹にしてははなれすぎな感じ。それにしても、似てはいますよねえ。それもそのはず、じつは、双子なのです。左側の人が、この病気の症状を表しています。この病気にかかっていたかどうかで、**外見までこんなに変わってしまう**のに、若い女性の患者がへらないのも、残念なことです。あなたの

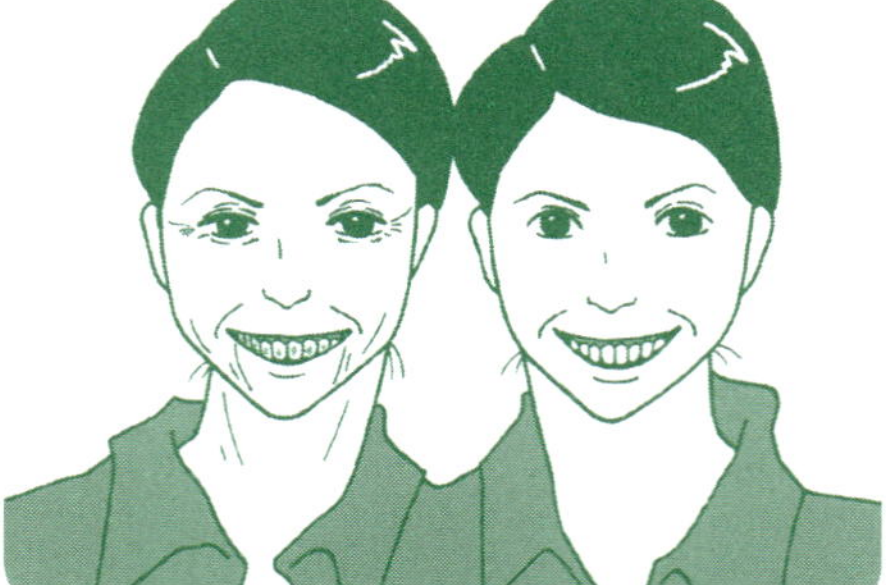

BBC News 2001.9.27（ウエブサイト）
アドレスは下記（2010年5月現在）
http://news.bbc.co.uk/2/hi/health/1566191.stm
「Women unaware of smoking risks」の見出しがある

人生を変えるかもしれない写真なので、必ず見といてくださいね。

　大人になれば、この病気が死亡リスクを高めることは、なんとなく理解している人がほとんどでしょう。ただし！　意識の高い人であっても、肺がんの検査を受ける程度で安心していることも多い。全身の数多くの臓器にがんを発生させるにもかかわらず……。そして、全身の血管をボロボロにして、脳卒中・心臓病で突然死をまねく危険が高いことは、まったく知らないままの人も多い。……そういう病気だったりもします。

　ここまでいえば、もうおわかりでしょう。この病気は、「ニコチン依存症」という名の病気です。治る病気ではありますが、依存しちゃうんだから、「無くちゃ困るぅ～」と脳が感じてしまって、治療の機会を失ったまま……そんな人が、なんと多いことか。そして、その病原物質は法律で禁止されることもなく、公然と売られ続けているのが、現実です。

　わたしとしては、治療法は日々進歩しているんだから、患者さんにかんしては、治癒への一歩を踏み出してほしいと願うばかりです。でも、このあとがきでここまで字数を使った意図は、この病気こそが、もっともわたしのメッセージを色濃く伝える病気であるからこそ、です。

「かかっちゃったら大変な病気ほど、その大変さにくらべて、かからないですませるのは、案外かんたん。だから、かからないで！　かからないためには、よく知りよくつかんでおくことが、いちばんなんだよ」と。

この本を手に取り、お読みいただきまして、ありがとうございました。できれば、学校で教わる機会がふえますよう……そのきっかけに少しでもなれば、と本気で願って書きました。

あなたと、あなたの大好きな人たちを、どうぞ大切になさってください。わたし自身もそうせねばと、心の中で強く念じつつ……。

２０１０年5月　著者記す

北折　一（きたおり・はじめ）
NHK科学・環境番組部／専任ディレクター

1964年生まれ。名古屋大学文学部卒業。1987年NHK入局。95年「ためしてガッテン」立ち上げに参加。以来、一貫してガッテンの制作を続け、16年目になる。2000年には、テレビ界初の「消費生活アドバイザー（経済産業大臣認定）」資格を取得。消費者（視聴者）の立場から見て本当に有益・有効な商品（番組）とは何かを追求し続けている。

［**主な著書**］
『かまぼこはなぜ11ミリで切るとうまいのか』サンマーク出版
『ためしてガッテン　健康・生活・料理・人生　選りすぐり○×クイズ』幻冬舎
『ためしてガッテン　生活常識の大逆転　暮らしマル得アップ術』家の光協会
『最新版・死なないぞダイエット』メディアファクトリー
『ためしてガッテン　食育！ビックリ大図典』東山書房
『やせるスイッチ　太るスイッチ』メディアファクトリー

「**ためしてガッテン**」

「食」や「健康」、「暮らし」についての素朴な疑問や不思議に、科学的な実験とユニークな調査でとにかく合点がいくまで答えていく、科学バラエティ番組。医学や科学の常識を覆すパワーや、真相に鋭く切り込む番組制作姿勢が評価され、2000年度の放送文化基金賞、06年度の橋田賞を受賞。95年に放送開始、16年目に突入した長寿番組。

毎週水曜日:午後8時～8時43分放送

【資料データ】
推定患者数：厚生労働省「平成 20 年主要な傷病の総患者数」等より
死亡数：厚生労働省「平成 20 年人口動態統計」等より

【写真撮影／提供】（番組放送当時）
ぎっくり腰（p 71）福島県立医科大学　菊地臣一教授
がん（p 121）東京大学医科学研究所遺伝子制御研究室　伊庭英夫客員教授
がん（p 138）国立がんセンター研究所病理部　坂元亨宇部長
結石（p 194）千葉大学医学部
子宮がん（p 245）国立がんセンター研究所病理部　金井弥栄部長
痛風（p 267）東京女子医科大学　山中寿教授

NHK《エヌエチケイ》ためしてガッテン

死《し》なない！生《い》きかた

学校《がっこう》じゃあ教《おし》えちゃくれない予防医療《よぼういりょう》

2010年6月27日 第1刷発行　　2019年12月6日 第3刷発行

著　者　北折一（きたおり・はじめ）

発行者　千石雅仁

発行所　東京書籍株式会社
東京都北区堀船2-17-1　〒114－8524
03-5390-7531（営業）／03-5390-7455（編集）
URL=https://www.tokyo-shoseki.co.jp

印刷・製本　株式会社シナノ パブリッシング プレス

ISBN978-4-487-80300-2 C0047

執筆協力：鈴木　啓
本文イラスト：下田麻美
DTP：片桐葉子（群企画）／鈴本康弘（群企画）
編集協力：堀口直子（群企画）／大木富紀子
ブックデザイン：麻生隆一（東京書籍 AD）
編集：植草武士（東京書籍）